Kaspar Kiepenheuer

Was kranke Kinder sagen wollen

Psyche & Soma

Herausgegeben von Prof. Dr. med. et phil. Gion Condrau

Kaspar Kiepenheuer

Was kranke Kinder sagen wollen

Kreuz Verlag

Gesamtredaktion: Dr. Dörthe Binkert

2. Auflage (7.–10. Tausend), 1990

Umschlaggestaltung: Jürgen Reichert
Umschlagbild: DON KLUMPP – The Image Bank
Satz: Typobauer, Scharnhausen
Druck und buchbinderische Verarbeitung: Clausen u. Bosse
ISBN 3 268 00081 9

Inhalt

Vorwort

In der Buchreihe »Psyche & Soma« sollen bekannte und häufig anzutreffende Krankheiten dargestellt werden, die in der Medizin und auch in der Öffentlichkeit als »psychosomatisch« oder eben »seelisch-körperlich« bezeichnet werden. Der Ausdruck »Psychosomatik« ist allerdings mißverständlich, so mißverständlich, wie es eben die Aufteilung der menschlichen Existenz in eine »Psyche« und ein »Soma« ist. Der Begriff deutet nämlich auf einen faktischen, wenngleich wissenschaftlich untermauerten Sachverhalt hin, der einer neuen philosophischen Bestimmung des Menschen und seiner Welt nicht standhält. Anders war es zur Zeit des 17. Jahrhunderts, als René Descartes eine Zweiteilung der Welt in eine res cogitans (ein denkendes Subjekt, den Geist) und in res extensae (das Meß- und Wägbare, das Körperhafte) vornahm, eine Philosophie, die weitgehend das abendländische Denken bis in die Neuzeit geprägt hat. Im besonderen verhalf sie der medizinischen Forschung im Bereich der biologisch-chemophysikalischen Vorgänge im Körper des Menschen, der Anatomie und Physiologie sowie der apparativen Therapiemöglichkeiten zu ungeahnten Erfolgen. Weniger erfolgreich aber war und ist sie im Bereich der psychischen Krankheiten, dies wohl vor allem deshalb, weil sich das »Seelische« weder messen noch wägen läßt und sich demzufolge der naturwissenschaftlichen Methodik entzieht. Vielfach glaubt man deshalb, Psychisches lasse sich nur intuitiv erfassen. Daß aber auch die Intuition, was immer man darunter verstehen mag, zu kurz greift, hat sich längstens erwiesen. Intuition wird auch mit Einfühlen gleichgesetzt, ohne daß dieses allerdings näher bestimmt wird.

So ist denn die Frage nach Psyche und Soma nicht zu beantworten? Beruht das Leib-Seele-Problem lediglich auf einer methodischen Grundlage? Zunächst scheint dies tatsächlich der Fall zu sein. Die Alltagssprache spricht vom Leib und von der

Seele, als handle es sich um zwei voneinander wesenhaft verschiedene und abtrennbare menschliche Seinsweisen; die Medizin hat dieses Schema weitgehend übernommen. Psychosomatik wird dann zur Psychogenetik: Die somatische Krankheit ist durch psychische Ursachen bedingt. Wie aber die Verbindung der psychischen »Ursache« zur somatischen »Wirkung« zustande kommen soll, bleibt im dunkeln. Gewiß weiß die medizinische Forschung über die Pathogenese, das heißt über die Entstehungsbedingungen im Bereich der Organe, bestens Bescheid. Die Hirnforschung vor allem hat dazu Entscheidendes beigetragen. Ungeklärt bleibt aber dann letztlich die »Ätiologie«, das letzte Glied in der Kausalkette. Aus diesem Grunde sucht man nach neuen Deutungsmöglichkeiten: Psychosomatik beruht dann nicht mehr auf einer fragwürdigen Beziehung von Psyche und Soma, sondern auf der Ganzheit menschlichen Existierens. Wenn wir somit unserer Buchreihe den Titel »Psyche & Soma« geben, dann in der Absicht, daß Seelisches und Leibliches eine Einheit bilden, die sich im Krankheitsgeschehen einmal mehr psychisch, einmal mehr somatisch, aber immer ganzheitlich in beiden Bereichen austragen kann. Praktisch bedeutet dies, daß sowohl sogenannte Psychoneurosen wie sogenannte Psychosomatosen beschrieben werden sollen. Formal geschieht dies durch den Hinweis auf die medizinische Problematik bestimmter Krankheiten und Syndrome, durch den Einbezug der wichtigsten wissenschaftlichen Literatur und durch Falldarstellungen, die auch dem Laien das Anliegen der Autoren näherbringen sollen. Diese Fallbeispiele bedürfen einer besonderen Sorgfalt: Einerseits sollen sie für die dargestellten Krankheiten charakteristisch sein, also gleichsam »symptomatisch«, andererseits sind ihnen durch das Erfordernis größtmöglicher Diskretion Grenzen gesetzt. Dies sollte immer, auch beim Lesen der Berichte, im Auge behalten werden. Nicht von ungefähr sind denn auch die Patienten unter einem Pseudonym aufgeführt; wo dies zudem möglich war, wurde von ihnen die Erlaubnis der Publikation ihrer Krankengeschichte eingeholt.

Solche »Fallbeispiele« bilden den Inhalt des vorliegenden Buches. Es handelt von Krankengeschichten aus dem Bereich der Kinder- und Jugendwelt. Psychosomatische Krankheiten bilden bekanntlich ein besonders wichtiges Kapitel der Kinderheilkunde, aber auch im Bereich der Krankheiten im frühen Jugendalter. Dies ist an sich nicht erstaunlich, lebt doch der kindliche und jugendliche Mensch viel mehr als der Erwachsene durch seinen »Leib«. Die sprachliche Kommunikation ist noch nicht in dem Maße entwickelt wie in späteren Lebensabschnitten, das Kind spricht durch sein Verhalten und durch sein »Leiben«, so daß es auf das Verstehen dieser »Organsprache« durch Eltern, Erzieher und Ärzte angewiesen ist, wenn es seine Sorgen, Schmerzen, Nöte und Konflikte mitteilen will. Gustav Siewerth hat 1957 in seinem Buch *Metaphysik der Kindheit* (1) die Welt des Kindes sehr anschaulich dargestellt. Nahrung, Wärme, Ruhe bedeuten Geborgenheit. Ohne die wärmende Liebe der Umwelt kann sich weder der Säugling noch das Kleinkind gesund entwickeln, auch der pubertierende Mensch und der heranwachsende Jugendliche bedürfen ihrer. Nicht von ungefähr finden sich Störungen eben bei jenen Organen, die im menschlichen Vollzugsbereich des Empfangens und Aufnehmens sowie des Hautkontaktes stehen. In einer früheren Monographie *(Medizinische Psychologie)* (2) habe ich diese ausführlich dargestellt. So sind im Säuglingsalter Ernährungsstörungen, Koliken, Ekzeme und Schlafstörungen häufig Austragungsmöglichkeiten leiblicher Art für Angstzustände und Trennungserlebnisse, im Kleinkindesalter Obstipation und Durchfälle, Bauchkoliken, aber auch Asthmaanfälle, rezidivierende Fieberschübe unklarer Genese, auch wiederum Hautkrankheiten. Im Schulalter befindet sich das Kind wiederum in einem völlig neuen Weltverhältnis, es findet eine eigentliche Zäsur im kindlichen Leben statt. Nicht von ungefähr finden sich in dieser Entwicklungsperiode Symptome, die auf den Versuch einer rationalen und willensmäßigen Weltbewältigung schließen lassen, die aber auch Anzeichen von früher Trauer, Depression und Angst sind: Kopfschmerzen, Schwindelgefühle, Herzbeschwerden und allgemeine Übelkeit. Die Pubertätsbewältigung wiederum führt zu neuen Störungen. Am bekanntesten dürfte darunter Anorexie, die Magersucht, sein, der in unserer Reihe »Psyche & Soma« ein eigenes Werk gewidmet sein wird. Bekannt sind aber auch Entwicklungsstörungen, bei Mädchen beispielsweise die sekundäre Amenorrhöe, bei Knaben Wachstumsstörungen, schließlich hysteriforme Erscheinung. Kindheit und Jugendzeit sind gekennzeichnet durch ein Weltverhältnis, das im Sinne des Wachsens und Reifens gedeutet werden muß. Wachsen und Reifen sind jedoch nicht lediglich »physiologische« Prozesse, sondern Entwicklungsmöglichkeiten des Menschen, die weitgehend individuellen Charakter besitzen (3). Gewiß gibt es in jedem Lebensabschnitt Phasen, in denen wir besonders krisenanfällig sind und besonderer »Lebenshilfe« (4) bedürfen. Für Kinder und Jugendliche bedeutet »Lebenshilfe« aber oft nicht nur ein verstehendes Gespräch zwischen einem Therapeuten und einem Patienten, sondern vielmehr ein Eingehen der Erwachsenen auf das ungeschminkte Kind-Sein ihrer Kinder. (5) Dessen muß sich auch die analytisch orientierte Kinderpsychotherapie bewußt sein. »Kinder analysieren heißt nichts anderes, als die ihnen ›verfügbaren Beziehungen‹ zu verstehen.« So hat denn der Autor des vorliegenden Buches es zu Recht unterlassen, sich einläßlich mit entwicklungspsychologischen Fragen auseinanderzusetzen. Ihm geht es um das einfache, durch keine Psychologismen verdunkelte Gespräch, um die Frage, in welcher Weise Kinder zu uns sprechen, und darum, was es braucht, damit wir sie auch verstehen!

Gion Condrau

Einleitung

Psychosomatische Erkrankungen betrachte ich nicht als eine neue, weitere Kategorie von Krankheiten bei Kindern und Jugendlichen, als eine neue Unterspezialität sozusagen, die vielleicht sogar eine neue Gattung von Fachärzten erfordern würde. Ich zweifle, ob der Begriff »psychosomatisch« der Wirklichkeit gerecht wird. Gibt es denn Krankheiten, an der die Seele nicht beteiligt ist? Und gibt es umgekehrt solche, die der Körper nicht »merkt«? Insofern steht der Begriff dem Anliegen einer ganzheitlichen Auffassung des Menschen und seiner Krankheit eigentlich entgegen.

Dieser Band in der Reihe »Psyche und Soma« gilt dem ganzen Feld zwischen körperlichen und seelischen Erkrankungen bei Kindern und Jugendlichen. Das Feld ist groß und es einzugrenzen schwierig. Es umfaßt nicht nur körperliche Leiden seelischen Ursprungs, sondern auch seelische Leiden, die ihren Ursprung in einem körperlichen Prozeß haben; »somatopsychisch« müßte man solche Reaktionen nennen. Auch diese Zweigliederung erweist sich als Selbstbehinderung eines erweiterten Begriffes von körperlich-seelischer Einheit. Das Bedürfnis nach systematischer Gliederung entspricht der exakten wissenschaftlichen Erziehung, von der wir als Ärzte geprägt sind. Es erweist sich nun aber mehr und mehr, daß diese Erziehung der Wirklichkeit gerade in den leibseelischen Zusammenhängen nicht entspricht. Die einfache kausale Verknüpfung: körperlicher Prozeß als Folge eines seelischen Zustandes (bzw. umgekehrt) ist oft zu grob. Vielmehr besteht eine komplexe Wechselwirkung, oder sogar eine mehr oder weniger sinnhafte Gleichzeitigkeit, im Sinne einer Synchronizität. Die Synchronizität (nach C.G. Jung [6, 7]) beschreibt ein scheinbar zufälliges Zusammentreffen zweier Gegebenheiten, die durch einen versteckten Sinn (aber nicht einfach kausal) miteinander verbunden sind.

Krankheit wie Gesundheit verdienen als Begriffe nicht die Absolutheit, die ihnen allzuoft zugesprochen wird. Was ist krank? Was ist gesund? Oft ist es höchst »gesund«, mit einer bestimmten Krankheit zu reagieren. Wer setzt die Grenzen: Was ist noch gesund, was schon krank? So halte ich Krankheit für ein ganz natürliches Gegenstück zur Gesundheit. Krankheit und Gesundheit stehen in einem Dialog miteinander: Manche Krankheiten machen einen geradezu gesünder. Es liegt mir fern, Krankheiten in ihrem Wert zu überschätzen oder gar zu verherrlichen. Sicher müssen Krankheiten auch als Signale einer Fehlhaltung oder einer Einseitigkeit beim Patienten oder in seinem Umfeld ernst genommen werden. Krankheiten werden schon als »Kränkung« der Seele (8) auf deren Weg zur Verwirklichung oder zur Ganzheit angesehen. Im gleichen Sinne sind es aber eben gerade die Krankheiten, die als »Barometer« dienen oder als wertvoller Hinweis für den Ursprung dieser Kränkung.

Die besondere Situation bei Kindern und Jugendlichen ist u.a. dadurch gekennzeichnet, daß Eltern mehr oder weniger eng mit im Spiel sind. Einerseits drücken die Erkrankungen der Kinder häufig etwas »Unsagbares« aus, das eigentlich die Eltern sagen sollten. Andererseits sind solche Erkrankungen der Kinder wertvolle Nachrichten für die betroffenen Eltern, sofern diese sie »hören« wollen (9). Durchgestandene Krankheiten der Kinder werden so oft zu Meilensteinen der Ablösung sowie der Selbstentwicklung der Eltern. Müssen Kinder ihre Krankheiten für die Eltern durchstehen? Dies scheint mir tatsächlich besonders in solchen Familien zu geschehen, in denen Eltern mit ihren Kindern in tiefer seelischer Verbundenheit bzw. Verstrickung verharren. Dieser Hintergrund mag Schuldgefühle von Eltern kranker Kinder verstehen lassen.

Die Frage von Schuld ist bei Eltern kranker Kinder oft besonders brennend, auch und vielleicht gerade dann, wenn der Arzt sich bemüht, die Krankheit als »rein körperlich« zu erklären. Es scheint mir wichtig, diese tief verankerten Empfindungen nicht mit sachlichen Erklärungen wegreden zu wollen, sondern als eine wesentliche, dazugehörige Stufe in der Entwicklung der Eltern mit ihrem kranken Kind anzuerkennen.

Die Frage, ob »psychisch« oder somatisch, wird müßig, wenn man sich bewußt ist, daß der Verlauf jeder Krankheit, sei sie noch so körperlich, immer wesentlich seelisch mitbedingt wird. Bei fehlendem Lebenswillen kann einc relativ harmlose Krankheit lebensbedrohend werden.

In der Arbeit mit Kindern beeindruckt das Potential an Gesundheit, das diesen innewohnt. Diese Erfahrung gilt für seelische, psychosomatische wie körperliche Erkrankungen im gleichen Maße. Der weise gewordene Arzt weiß auch, daß nicht er das Kind heilt, sondern daß er nur die bestmöglichen Bedingungen schafft, in welchen das Kind seine Heilung erlangen kann, ganz im Sinne der uralten Erfahrung: »Medicus curat, Natura sanat.« Ist es diese Kraft zur Gesundung, welche Eltern die Legitimation gibt, ihre Kinder (statt ihrer selbst und für sie selbst) krank werden zu lassen? So erscheinen Kinder als Pioniere, die ihre Eltern auf einen Weg zur Gesundheit, d.h. zur menschlichen Ganzheit führen.

Es liegt mir fern, die moderne Welt als kinderfeindlich anzuklagen und vergangene Jahrhunderte entsprechend zu verherrlichen. Frühere Epochen waren weiß Gott vielerorts und oft genug die Hölle für Kinder. Daß die Rechte der Kinder, ja überhaupt deren eigene Existenz wahrgenommen werden, kann als eine Errungenschaft dieses Jahrhunderts bezeichnet werden. Während nun Veränderungen an der Vergangenheit unmöglich sind, scheint es mir um so wichtiger, krankmachende Bedingungen in der Umwelt der Kinder von heute aufzuzeigen. Heute fehlen, so möchte ich meine Diagnose kurz zusammenfassen, Nischen. Nischen, in denen Kinder frei nach ihren inneren Bildern spielen können, in denen Kinder ihre Gaben und Potentiale entdecken und erproben können, in denen Jugendliche ihre urtümlichen Muster von Krise und Wandlung leben können (10). Gewiß, die Bemühungen für und um die Jugend sind heutzutage bemerkenswert. Auch von öffentlicher Seite wird, vor allem finanziell und gesetzgeberisch, mehr und mehr getan für das Wohl der Jugend. Aber gerade hierin scheint mir die Gefahr einer Einseitigkeit zu lauern: Mit den vielen Gesetzen und dem vielen Geld werden die Nischen nicht geschaffen, sondern verstopft. Sie müssen auf neue, künstliche Weise geschaffen werden: Robinson-Spielplätze sollen den Kindern das geben, was einstmals auf jedem Hinterhof oder Dorfrand so nahe lag. Es werden Spiele und Techniken entwickelt, die den Kindern verlernte Sinneserfahrungen wieder nahebringen sollen (11, 12). In Psychotherapien finden viele Kinder den Freiraum, wo sie in altem Gerümpel wühlen können oder einfach mal (ohne schlechtes Gewissen) rumtrödeln dürfen (13). Jugendliche erfahren manchmal erst in einer Therapie den Schutz, die Ruhe und die Besinnung, um sich den starken inneren Bildern (nach C. G. Jung: den Archetypen) zu stellen, denen die Kraft der Wandlung zum reifen Erwachsenen innewohnt (10).

Wenn wir von Krankheit*en* sprechen, müßten wir auch von Gesundheit*en* sprechen, was den individuellen Charakter der Gesundheit des einzelnen betonen würde. Jeder ist auf dem Weg zu seiner eigenen Gesundheit, die nicht eine statistisch zu erfassende Norm sein kann und auch nicht nur die Abwesenheit von Krankheit, sondern eine ständige, suchende Wechselbeziehung im Spannungsfeld zwischen Gesundheit und Krankheit bezeichnen müßte. Beide stehen miteinander in einem fließenden Gleichgewicht. Ist Gesundheit möglich ohne Krankheit? Führen nicht gerade Krankheiten näher an die Gesundheit heran, d. h. an die Erfahrung von Ganzheit? Die innere Reifung nach schwerer Erkrankung ist die Erfahrung vieler Genesender. Bei kranken Kindern sind die Eltern in diese Erfahrung eingeschlossen.

Psychologisch gesehen ist Kranksein eine besonders greif- und erlebbare Auseinandersetzung mit dem »Schatten«, wie ihn C. G. Jung beschrieben hat, das heißt mit den in uns verborgenen, vernachlässigten und zu einem erniedrigenden Schattendasein verurteilten Qualitäten. Oft kann man feststellen, daß diese Qualitäten eben deshalb zu einer Krankheit geführt haben, weil sie verkannt wurden. So besehen, kann man Krankheiten mit Träumen vergleichen, welche ja auch die Funktion haben, an verborgene, vergessene Aspekte zu erinnern. Träume wie Krankheiten bergen die Chance in sich, diese »versunkenen Schätze« zu heben. Und in der Genesung erfolgt dann der fruchtbare Einbau der wiedergefundenen Qualitäten.

So kann man die Genesung als eine Integration des Schattens betrachten.

Kennzeichnend für unseren Umgang mit dem Schatten ist unser Umgang mit Krankheiten als unerwünschten Störungen: Wir wollen sie schnellstmöglich beseitigen. Unser gesamtes System von Medizin, Kliniken, Medikamenten und Krankenkassen ist hiervon geprägt. Es ist ein Krankheitsbeseitigungs-System, das die in den Krankheiten verborgenen Energien und Nachrichten vernachlässigt, statt von ihnen Gebrauch zu machen (14, 15). Indem wir Organe als krank erklären und dem Spezialisten anvertrauen, laufen wir – und der Spezialist – Gefahr, dieses Organ sozusagen zu amputieren. Durch diese Sequestration spalten wir uns gerade von jenen Anteilen in uns ab, die uns Wesentliches zu »sagen« hätten. Der alltägliche Sprachgebrauch verrät, daß wir es einstmals noch wußten: wenn wir z. B. sagen »ich habe *mich* erkältet« oder »ich habe *mir* das Bein gebrochen«, schieben wir das Geschehene keineswegs dem bösen Wetter oder dem Glatteis zu, sondern uns selber. Aber bewußt denkt kaum einer an dieses alte Wissen.

Wir sind in Gefahr, den Sinn des Krankseins für den einzelnen zu verfehlen, wenn wir Krankheiten bearbeiten, statt Kranke zu behandeln, wenn wir nicht die Verantwortung und die Beteiligung des Menschen an seiner Krankheit in unsere Behandlung einbeziehen (14,15). Ich möchte soweit gehen zu sagen: Wir haben nicht das Recht, einem Menschen seine Krankheit wegzunehmen, ohne mit ihm vorher zu klären, was wir ihm da wegnehmen. Dürfen wir ihn in Unwissenheit lassen über seine Krankheit und sich selbst?

Es ist in aller Munde: Die heutige Medizin ist krank. Die astronomische Kostenexplosion im Gesundheitswesen ist ein Gradmesser dieser »Erkrankung«, ebenso der ungeheure Zustrom, den alternative, natürliche und ganzheitlich orientierte Heilverfahren heute genießen, auch wenn sie nicht den Kriterien der exakten Wissenschaften entsprechen. Krank wird unsere Medizin durch die Vorstellung von einem »Recht auf Gesundheit« und durch die Forderung nach einer absoluten Gesundheit, die mit Hilfe ärztlichen Tuns und staatlicher Macht garantiert werden soll, ohne daß die Selbstheilungskräfte des kranken Menschen gefördert oder auch nur respektiert werden (14, 15, 16). »Medizin als Naturwissenschaft muß und kann ergänzt werden durch eine Medizin als Kulturwissenschaft« (17), d.h. einer Wissenschaft, die Körper und Seele als eine lebendige Einheit betrachtet und so aus der Leiblichkeit geistige Kräfte fördert.

Wenn wir erfahren, welche Entwicklung ein Kind durchmacht gerade durch den Prozeß des Krankwerdens, Krankseins und Genesens, dann wächst unser Respekt vor seiner Krankheit, und wir möchten ihm wünschen, daß alle seine Krankheiten nicht vergeblich sein werden (18, 19). In einer ganz besonderen, natürlich auch sehr schmerzlichen Weise gilt diese Erfahrung für Kinder, die durch eine ernste Krankheit dem Tode geweiht sind (20, 21, 22, 23, 24).

Wer den Kranken (nicht den Krankheiten) in dieser Haltung begegnet, erfährt einen ungeahnten Reichtum, der seiner Arbeit mit dem Kranken ebenso wie seinem eigenen Leben zugute kommt. Neuerliche Bemühungen, besonders bei Kinderärzten, seelische Gesichtspunkte in die Behandlung körperlicher Leiden zumindest einfließen zu lassen, sollen hier nicht verschwiegen werden (25, 36). Die auch von Kinderärzten besuchten Balint-Gruppen dienen insbesondere diesem Ziel. Daß die liebende Begleitung von Sterbenskranken nicht nur das seelische Heil, sondern auch das körperliche Befinden beeinflußt, beschreibt ein amerikanischer Arzt auf eindrucksvolle Weise. Eine meiner Patientinnen, die seit vielen Jahren an Brustkrebs leidet, überreichte mir kürzlich sein Buch, welches ihr viel bedeutet (16).

In der Krankheit liegt der Schlüssel zur Gesundheit – dies ist ein wertvoller Grundsatz, den die homöopathischen Ärzte zusammenfassen in ihren Leitsatz »similia similibus curatur« (Ähnliches wird mit Ähnlichem geheilt). Dieser Satz bezieht sich auf die Behandlung mit den potenzierten Substanzen, kann aber sinngemäß auf den ärztlichen Umgang mit Kranken überhaupt ausgeweitet werden. Für Krankheiten gilt das gleiche wie für »mißratene« Kinder: Wenn sie nicht akzeptiert werden, geraten sie nur noch schlimmer.

Rudolf Steiners Gedanken scheinen mir für den Umgang

mit Krankheiten wegweisend, indem er einerseits den »Schatten«-Charakter des Krankseins erkennt und anderseits den Bezug zum Geistigen und Kosmischen herstellt: »Wir erkaufen im Grunde genommen als Menschen unser seelisch-geistiges Leben mit der Krankheitsmöglichkeit, und so kommen wir zu den Krankheitserscheinungen als den Schattenbildern unserer geistigen Entwicklung. Um aber die Schatten in der rechten Weise zu erkennen, müssen wir auch auf das Licht hinsehen: auf die Natur und Wesenheit der geistigen Prozesse selber... Könnten wir nicht krank werden – wir müßten Toren bleiben unser Leben lang! Der Möglichkeit krank zu werden, verdanken wir die Möglichkeit, denkende, fühlende und wollende Menschenwesen zu werden« (18, 19 S. 56).

In welcher Weise es gerade die Krankheiten und ihre Äußerungen (Symptome) waren, die zur Heilung geführt haben, wird in den zwölf folgenden Falldarstellungen beschrieben. Es wird aus den Berichten deutlich, daß diese Krankheiten für die betroffenen Kinder Wegmarken waren auf dem Weg zu einer Gesundheit im umfassenden Sinne des Wortes. Die Suche nach der Ganzheit macht den Sinn des Lebens – und damit vielleicht auch den Sinn des Krankseins aus.

Wenn wir Kranken in diesem Geist begegnen, dann lernen wir, ihre Krankheiten auch als Selbst-Äußerungen zu achten, als eine Selbst-Darstellung, vergleichbar mit einer Zeichnung. Durch Wendungen wie: »Sie hat *sich* erkältet« oder »Er hat *sich* das Bein gebrochen« verrät unsere Sprache, daß solche Leiden nicht einfach von außen aus dem Ungefähr auf uns zukommen, sondern daß unsere Seele daran zumindest beteiligt ist. Es liegt nahe, die Krankheit der heutigen Medizin im größeren Rahmen der gestörten Umwelt des Menschen zu sehen: Das ökologische Gefüge der Umwelt reagiert empfindlich auf unsere frevelhaften einseitigen Eingriffe in sein Gleichgewicht. »Die Natur hat gezeigt, daß sie auch noch da ist!« stellte kürzlich ein Lokalpolitiker fest, als er sich die Schäden in seiner Region nach einer Unwetter-Katastrophe besah. Es klang nur leise mit, daß er damit auch an eine zugrundeliegende Mitverursachung durch Menschenhand dachte, als wollte er sagen: Die Natur läßt sich nicht vergewaltigen, wenn es ihr zu viel wird, »erhebt sie ihr Haupt«. Vergleichbar reagiert auch der menschliche Organismus auf punktuelle Eingriffe, welche die körperlich-seelische Ganzheit des Kranken nicht genügend berücksichtigen. Krankheit als solche kann bereits als Ungleichgewicht des größeren, ganzheitlichen Systems der Persönlichkeit betrachtet werden. Um so mehr hat der ärztliche Umgang mit der Krankheit das größere System und dessen gestörtes Gleichgewicht im Auge zu behalten.

Wenn ich die Natur als Ganzes als Modell für einen gestörten menschlichen Organismus betrachte, so kann umgekehrt der Mensch sein Wissen vom eigenen Leib der Umwelt zugute kommen lassen: Die Erfahrung von Ganzheit, die der Kranke in der Begegnung mit seiner Krankheit und die wir in der Begegnung mit dem Kranken machen können, birgt wertvolle Impulse für unseren Umgang mit der Welt und der Umwelt. Kranke Kinder weisen nicht nur auf die Zerrissenheit in ihrem Organismus, in ihrer Familie, in ihrer Umwelt oder unserer Welt hin, sondern sie liefern dem aufmerksamen Arzt Bausteine zur Heilung dieser Zerrissenheit. »Das Herausfallen aus der Ganzheit, das Empfinden von Widerspruch, Zweifel und Entzweiung ist aber vom Gesichtspunkt der Weltenschöpfung her ein Krankheitsprozeß, ob er im Mensch oder außerhalb seiner auftaucht. Heil und Heilung sind nur sinnvoll, wenn etwas zerbrochen oder entzwei ist.« (8, S. 18)

Der Fortschritt unserer modernen Medizin, der modernen Welt überhaupt, bedeutet zugleich eine Zerrissenheit zwischen dem Irdischen und dem Göttlichen, dem Materiellen und dem Geistigen. So war das Heilen einstmals Aufgabe des Priesters, bei manchen sogenannten primitiven Kulturen erfüllt noch heute ein Magier die ärztlichen Aufgaben. In welcher Weise gerade die schwersten Krankheiten der Kinder diese Zerrissenheit »heilen«, zeigt die Arbeit mit den leukämiekranken Kindern (22, 23, 24).

Ich möchte bei aller (heute noch so notwendigen) Würdigung der seelischen Aspekte einige Worte der Einschränkung anfügen.

Die medizinische, auf das kranke Organ bezogene Diagnostik und Behandlung von Krankheiten hat ihre große Berechtigung und ist oft genug segensreich. Eine ausschließlich seelische und symbolische Erklärung jeder Krankheit ist ebenso unwahr und un-heil wie eine nur körperliche. Eine Verbindung beider Betrachtungweisen mit wechselnder Schwerpunkt-Setzung ist heilsam für den Kranken, macht »ganz« und »heil«, wie es in der einfachen Sprache der Kinder so treffend heißt, wenn sie von einem zerbrochenen Spielzeug sprechen.

Die symbolische Deutung kann durchaus überstrapaziert werden. In geschickte Worte eingekleidet, klingt fast jede denkbare oder undenkbare Deutung verführerisch glaubwürdig. Sie kann in die Irre führen, wenn der freien Phantasie des Deuters nicht auch kritische Argumente entgegengesetzt werden. Der menschliche Organismus scheint mir bisweilen als Ausdrucksorgan überfordert, vor allem bei Kindern, deren Körper noch nicht so fein abgestuft (dafür vielleicht um so unverfälschter) reagieren kann. Herzklopfen heißt nicht immer: freudige Erwartung, sondern auch Gegenteiliges wie: Begegnung mit einem gefürchteten Feind.

Im folgenden will ich eine Übersicht über psychosomatische Leiden des Kindes- und Jugendalters geben. Diese Auflistung ist ein Versuch. Es liegt in der Natur dieser Leiden, daß die Liste unvollständig bleiben muß.

Es besteht heute, auch schulmedizinisch, eine weitgehende Einigkeit über die Existenz einiger psychosomatischer Leiden *(A)*. Darüber hinaus dürften zahlreiche weitere Störungen, Krankheiten und Symptome unter dem Aspekt von seelischer Mitbeteiligung betrachtet werden *(B)*. Und schließlich erwähne ich Krankheiten, die allgemein als somatisch betrachtet werden, die aber von besonderer seelischer Bedeutung für das betroffene Kind (Jugendliche) sind *(C)*. Natürlich kann im weiteren jede körperliche Krankheit unter dem Aspekt des Seelischen betrachtet werden, sei es im Sinne des Betroffenseins des ganzen Menschen oder sei es im Sinne eines versteckten Ursprunges des körperlichen Leidens im Seelischen.

A:

funktionelle Beschwerden: Herzschmerzen, Atemstörungen, Bauch- und Kopfschmerzen, Schlafstörungen.

allergische Störungen: Ekzem, Asthma bronchiale.
neurotische und hysteriforme Erscheinungen: Anorexia nervosa, Adipositas, andere Eßstörungen, Ulcus, Colitis ulcerosa, Enterocolitis Crohn, Enuresis, Enkoprese, Erröten, hysterische Lähmungen und andere Ausfälle.

B:
Infektionen, insbesondere Neigung zu häufigen Infektionen.
Unfälle, insbesondere Neigung zu häufigen Unfällen.
Gedeihstörungen in jedem Alter, Kleinwuchs. Epilepsien.

C:
lebensgefährliche Krankheiten, wie Tumoren, Leukämien, schwere Stoffwechselerkrankungen wie z.B. Zystische Fibrose, degenerative Muskel- und Nervenerkrankungen mit fortschreitendem Versagen der Muskulatur.

In diesem Zusammenhang möchte ich auf einige Werke zur Psychosomatik, Neurosenlehre und Psychotherapie bei Kindern und Jugendlichen verweisen. Das eine betrachtet einige psychosomatische Krankheitsbilder nach streng naturwissenschaftlichen, statistischen Kriterien (26), ein anderes gibt eine breite Übersicht und stellt Bezüge zu verschiedenen psychologischen Theorien her (27). Ein grundlegendes Handbuch der Kinderpsychotherapie gibt Falldarstellungen mit Hinweisen zur Therapie u.a. auch bei psychosomatischen Leiden (28). Ein anderes Werk unterzieht mehrere psychosomatische Leiden einer systematischen und gründlichen psychoanalytischen Betrachtung (29). Für die klinischen Grundlagen der Pädiatrie verweise ich auf ein klassisches Standardwerk (30). Ein medizinisch-pädagogischer Ratgeber auf anthroposophischer Grundlage (37) wendet sich vor allem an Eltern. Für die Anwendung des Jungschen Denkens in der klinischen Praxis war mir das Buch meines verstorbenen Klinikchefs besonders wertvoll (31).

Die Literatur zur Psychosomatik bei Kindern und Jugendlichen ist rar. Sowohl auf seiten der Kinderärzte wie auf seiten der psychologisch orientierten Ärzte scheint eine Scheu zu bestehen, sich auf diesem Gebiet schriftlich zu äußern und sich damit der Kritik der anderen Seite auszusetzen. Ich wage diesen Schritt in der Erwartung, daß kritische Einwände dem Gespräch und weiteren Erkenntnissen förderlich sein können.

Die Auswahl der zwölf Krankheitsfälle ist keineswegs erschöpfend, sie hätte beliebig ausgedehnt werden können und deckt nur ein kleines Spektrum auch der allgemein als psychosomatisch erkannten Leiden ab. Immerhin wurde die Auswahl so getroffen, daß die wesentlichen Organsysteme berücksichtigt sind.

Den betroffenen Kindern und ihren Eltern danke ich, daß sie bereit waren zur Veröffentlichung ihrer Fall-Geschichten. Die Herausgabe von Geheimnissen ist für jedes dieser Kinder, die Eltern und schließlich auch für mich nicht immer leicht gewesen. Den Leser bitte ich deshalb, das vorgelegte Material mit der entsprechenden Behutsamkeit zu behandeln.

PS: Für die kritische Durchsicht des Manuskripts danke ich meiner Mitarbeiterin Ruth Hermann. Für die Überprüfung der pädiatrischen Aspekte danke ich meinen Kollegen Fr. Dr. M. Isler und Dr. U. Döhmann.

Max: Verstopfung

Mit dem Stuhlgang habe es bei Max nie geklappt, sagt die Mutter. Nach dem Abstillen mit vier Monaten habe er bisweilen drei bis vier Tage lang keinen Stuhl gehabt. Seit dem achten Monat sei er ständig verstopft gewesen. Alles habe sie schon versucht, viele Ärzte aufgesucht. Mit neun Monaten war er drei Wochen lang in der Klinik. Zwar fanden die Ärzte damals schon, er sei bei bester Gesundheit und er sehe blühend aus. Aber gegen die hartnäckige Verstopfung wollte auch bei ihnen nichts helfen: weder schlackenreiche Kost noch Einläufe, abführender Sirup oder darmtreibende Mittel in steigenden Dosen. Dann gab man ihm Apfelsaft zu trinken, worauf er endlich große Mengen Durchfall-Stuhl entleerte. Auch später wurde er mehrmals in der Klinik von oben bis unten durchuntersucht. Neben der Stuhlverhaltung stellten die Schwestern in der Klinik auch fest, daß er immer wieder etwas »schmierte«, das heißt: Der im Darm zusammengepreßte Stuhl lief sozusagen über und verschmierte seine Hosen. Da die umfangreichen Abklärungen ohne jeden Erfolg blieben, empfahl der Arzt in der Klinik jetzt ein tieferes Eingehen auf die seelische Situation, möglichst mit Einbezug der Eltern.

Max ist ein hübscher, kleiner, gepflegter Junge von sechs Jahren mit lebhaften dunkelbraunen Augen. Er lächelte mich freundlich an und schien sich bald heimisch zu fühlen mit dem Puppenhaus, dem Sandkasten und was er sonst noch entdeckte. Er legte aber größten Wert darauf, daß seine Mutter ständig in seiner Nähe war. »Noch zehn Jahre lang« müsse sie ihn begleiten, dann sei er »groß wie der Himmel«. Heute schon aber wisse er alles, er sei eben »zauberhaft«. Seine Augen strahlten etwas aus von einem unermeßlichen Hunger nach Zuwendung und nach Leben, ich fühlte mich von seinem Blick fast verschluckt. Unsanft wie ein Sklavenhalter konnte er uns herumkommandieren, wenn er zum Beispiel im Sandspiel dieses oder jenes benötigte. Merkwürdig war, daß er dieses diktatorische Gehabe nur in Gegenwart der Mutter zeigte. Im Kindergarten sei er plötzlich ganz angenehm geworden, als die Mutter endlich nach Hause gehen durfte. War sie aber in der Nähe, wie jetzt hier, durfte sich niemand seinen Forderungen widersetzen, sonst konnte man sich auf wüste und hartnäckige Erpressungen gefaßt machen. Die Mutter erzählte mir von seinem großen Drang, Dinge zu erhalten oder heil zu machen, wenn sie kaputt waren. Mir fiel sein großes Bedürfnis auf, seine Dinge für sich zu behalten. So mußte z. B. eine Zeichnung, die er bei mir gemacht hatte, nachher unbedingt eingepackt und mitgenommen werden.

Seine *Mutter* saß still, verlegen, ängstlich und hilflos daneben. Aus Erfahrung gelehrig, war sie Max gegenüber folgsam und gab seinen Forderungen immer schnell nach. Der liebe Friede war ihr auch viel wichtiger als ihre eigenen Bedürfnisse. Das war schon immer ihr Los: Auf dem Land als Tochter eines Arbeiters aufgewachsen, mußte sie immer Dinge machen, die ihr eigentlich nicht gefielen: Frauenschule, fremde Kinder oder anderer Leute Haushalt betreuen, später Lebensmittel-Verkäuferin. Eigentlich wollte sie Säuglingsschwester werden, hatte sich aber nie wirklich dafür stark gemacht. Heute macht sie das Büro für die mechanische Werkstatt ihres Mannes.

Dem *Vater* von Max ging zu mir der Ruf voraus, er lehne all das »psychologische Zeugs« ab. Ja, er dürfe überhaupt nicht erfahren, daß Max zu mir gehe, er würde sonst wütend. Eines Tages stand er dann ganz überraschend auch da, neben Max: ein kleingewachsener Mann, zunächst ruppig, aber dann traurig, bedrückt, weich und schmerzlich wirkend, fast wie ein Märtyrer. Er litt an vielen Orten: Schon seit zehn Jahren habe er ständige Bauchschmerzen, oft Arbeitsverletzungen an der Hand, und in seinem Geschäft müsse er immer wieder »zurückkrebsen« wegen seiner Gelenkschmerzen, gegen die bisher keine Behandlung geholfen habe. Als Kind hatte er es schwer: Da seine Mutter arbeiten ging, mußte er oft für seine beiden jüngeren Schwestern sorgen. Einmal war er von zu Hause ausgerissen. Es tat ihm sichtlich gut, auch klagen zu dürfen und Patient zu sein.

Die Ehe der Eltern war brüchig. Sie hielt nur noch *dank* Max, oder *für* Max. Die Mutter klagte: Früher sei ihr Mann immer seiner eigenen Wege gegangen, meist mit Kollegen in die Kneipe. Oft sei er betrunken gewesen und habe sie angelogen. Sie habe damals viel weinen müssen, erinnert sich aber zugleich gerne an diese Zeiten, wo sie mit dem Baby allein sein konnte. Heute interessiere ihr Mann sich nur noch für seine Leiden, über anderes könne man nicht mit ihm sprechen. Sie wäre schon längst auf und davon, sagte sie, wenn Max nicht so am Vater hängen würde. Und dieser klagte über sie: Nach außen tue sie immer so freundlich, zu Hause aber müsse alles nach ihrer Geige gehen. Lügen müsse er halt, damit er seine Ruhe habe und nicht immer Vorwürfe hören müsse. Auch er wäre schon weggegangen, wenn Max nicht wäre. Und wie, wende ich ein, reagiert Max auf diese Spannungen? »Ich habe ja immer geschwiegen, da kann Max ja nichts gemerkt haben.« Während sie noch den Traum von einem erfüllten Leben hegt, zeigt er sich resigniert. Kraft zu irgendeiner grundlegenden Veränderung bringen aber beide nicht mehr auf. Vielleicht hängen und halten sie sich beide an dieser Ehe fest, weil sie ihnen – angesichts ihrer Angst vor dem Leben – doch einen gewissen Schutz bietet.

Mit Max' Verstopfung gehen die Eltern sehr verschieden um, tragen aber beide dazu bei, daß sich auch da nichts verändert. Die Mutter ist unbeweglich eingeklemmt zwischen den Fronten: In einem Ohr hat sie die medikamentösen Anweisungen der Ärzte, im anderen das eigensinnige Gebahren von Max. Ihm nachzugeben, war sie immer allzu schnell bereit. Ja, sie habe Schuldgefühle, da sie sich früher, als Max noch ein Baby war, nicht genug Zeit für ihn nehmen konnte. Der Vater sagt, es tue ihm »zutiefst weh«, daß seine Frau sich nicht strikt an die medizinischen Verordnungen halte, nur deshalb werde der Stuhl von Max von Jahr zu Jahr immer härter. Das Ansinnen der Psychologen, andere als körperliche Ursachen für die Verstopfung verantwortlich zu machen, findet er eine Zumutung. Für ihn muß dieses harte Problem hart angegangen werden. Er tut dies aber nicht selbst, sondern verlangt es von seiner Frau. Für sie wiederum kommen auch andere, weichere

Wege in Frage, sie macht sich aber auch dafür nicht genügend stark: Ob die Therapie denn überhaupt einen Sinn habe, wenn ihr Mann nicht mitmache? So ist Max mit seiner Verstopfung Anlaß für Spannung und Streit, gibt damit aber seinen Eltern dennoch so etwas wie einen Inhalt für ihre Ehe.

Das alles war eine höchst undankbare Ausgangslage für mich. Vielleicht hätte ich den Mut bald verloren, wenn Max nicht der eigentliche Motor für die Therapie geworden wäre. Seine ungestüme Lebenslust sorgte für Bewegung. Die Stunden mit ihm waren anstrengend und anregend zugleich.

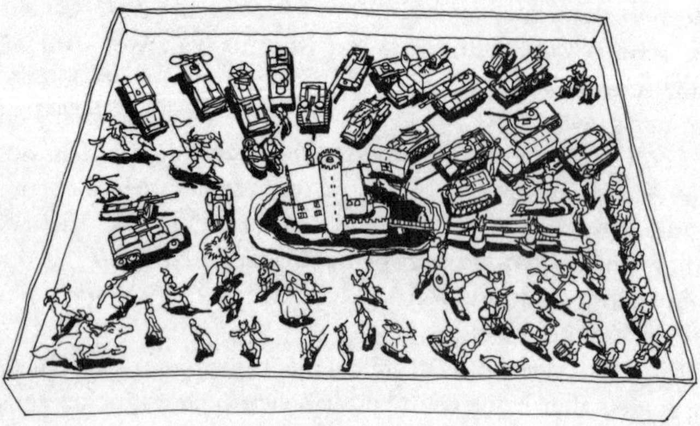

1. Sandspiel: Angriff aufs Zentrum (die Bild-Titel wurden vom Autor gewählt)

In seiner allerersten Stunde gibt er mir ein einprägsames Bild mit Hilfe eines Sandspiels (Abb. 1).* Da ist ein Schloß, allseitig sternförmig eingekreist von Rittern, Soldaten, Panzern und Raketen. Oben auf dem Turm des Schlosses stehe einer, ganz alleine, kommentiert Max. Er sehe, daß er bei der großen Übermacht nichts mehr machen könne, er sei ausgeliefert. »Eine Handgranate wird ihn hinunterwerfen und töten.« Eine lange Brücke führt bis an das Schloß heran.

Offensichtlich war es auch der Mutter, die daneben saß, höchst unbehaglich zumute beim Anblick dieser Szene. Viele

Deutungen des Bildes schienen mir möglich: Das Zentrum seiner Persönlichkeit ist von einer Übermacht bedroht. Auf dieses Zentrum wird zugleich alarmierend hingewiesen. Der hohe Turm und der Mann zuoberst könnten für seine wachsende Männlichkeit stehen. Hat die massive Aggression auch einen gewissen lustvollen Aspekt? Eindrücklich ist die große Menge an Energie, die in diesem Bild angestaut zu sein scheint. Es half mir, ebenso wie die folgenden Bilder von Max, den Zustand und die Dynamik seines verstopften Darmes nachzuempfinden.

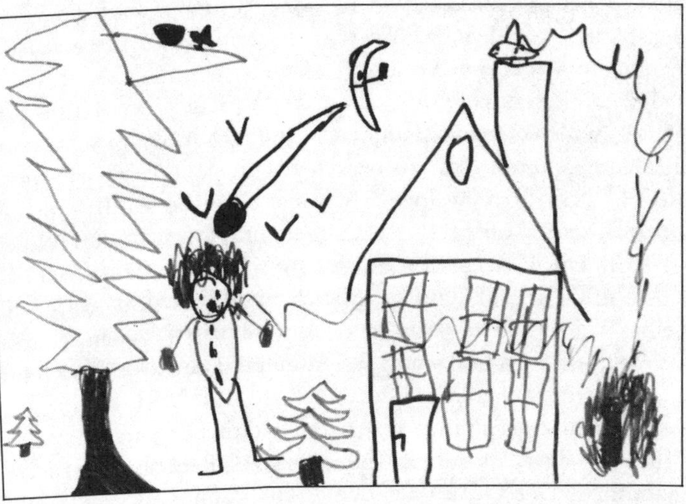

2. *Gedanken an den Mond*

* Das Sandspiel als Weg zur seelischen Gesundung wurde von Dora Kalff entwickelt. In einem Kasten von 49 × 72 cm Fläche und 7 cm Tiefe befindet sich wahlweise trockener oder feuchter feiner Sand. Eine große Sammlung von Miniaturen aus allen Bereichen der Natur, des Menschenalltags, der Mythen- und Märchenwelt stehen zur Verfügung für die spontane Gestaltung innerer Bilder, auch der geheimen Welt des Unbewußten, bis hin zu den archetypischen Bildern des kollektiven Unbewußten, die im Laufe einer Sandspiel-Serie den Prozeß der Selbst- und Ganzwerdung (Individuation) begleiten und fördern (32).

Ein Kinderbild zu verstehen ist nicht einfach. Von einer Meisterin und Pionierin in diesem Gebiet, Susan Bach in London, konnte ich lernen, einfach zu bleiben und zunächst nur zu sehen, was da ist (33). Den Gesamteindruck darf man nicht übersehen angesichts der Fülle von Einzelheiten (wie wenn man »vor lauter Bäumen den Wald nicht mehr sieht«). Erst dann ist es erlaubt, sich an Deutungen heranzuwagen. Besonders wertvoll sind Kommentare, die das Kind selbst zu seinem Bild gibt.

Das Bild (Abb. 2), das er mir zur nächsten Stunde mitbrachte, beschrieb er selber folgendermaßen: »Der Rauch geht vom Kamin bis in die Nase des Struwwelpeters. In seinem Herzen hat er Gedanken an den Mond, der raucht eine Friedenspfeife. Auf dem Schornstein sitzt ein Rabe, oben auf der Tanne ein Vogel mit Nest.«

Des weiteren sieht man eine Art Brücke vom Kind zum Mond (seine »Gedanken an den Mond«), mit einem schwarzen Fleck im unteren Teil, zu beiden Seiten davon vier schwarze Vögel. Dem Struwwelpeter (wie dem ganzen Bild) fehlt der Boden. Sein Gesicht (Nase, Augen und Mund) sind violett gefärbt. Die Kontur des Hauses ist schwarz, ebenso wie die Türe (mit Türgriff) und der Rauch. Im Haus sind sechs hellgelbe Fenster. Das ganze Bild wirkt fahrig gezeichnet, man sieht viele Ecken und wenig Rundungen. Die Farbe Blau fehlt.

Der Struwwelpeter erinnert mich an Max, beide sind ja ausgesprochen eigensinnig. Haus und Herdfeuer sind eher dem Mütterlichen zuzuordnen. Ein schwarzes Rabenhaus, wie ungemütlich! Der Qualm aus dem Haus könnte auch eine bildliche Darstellung der häuslichen Immissionen sein (Ehespannungen), die dem Kind »stinken«, obwohl – oder gar weil? – der Vater meint, es könne doch nichts merken. Das Violett in seinem Gesicht ist auffällig. Immer wieder finden wir es als die Farbe des Leidens und Betroffenseins. Was für ein drückendes Klima muß es sein, daß der Rauch so tief heruntergedrückt wird und auch die schwarzen Vögel so tief fliegen! Der Rabe sitzt gerade dort, wo der Rauch am stärksten ist. In Kinderbildern erfahre ich Häuser auch oft als Selbstdarstellungen. Die sechs Fenster entsprächen dann seinen sechs Lebensjahren. Sie sind strahlend gelb und erinnerten mich an die strahlenden Augen des Kindes, die so lebenshungrig in die Welt hinausschauen.

Hoch oben über dem Struwwelpeter ist ein Nest vorbereitet. Was wird dort wohl ausgebrütet? Ein Kind, das noch mütterlicher Wärme bedarf? Ganz besonders beschäftigten mich seine »Gedanken an den Mond«, die einerseits von roter Farbe (Gefühl) sind, andererseits aber durch den schwarzen Fleck und die schwarzen Vögel so verdüstert erscheinen. Der Mond, sonst eigentlich dem Weiblichen und Mütterlichen zuzuordnen, hat hier mit seiner Friedenspfeife eher einen väterlich-gutmütigen Charakter. Aber sein Gesicht ist unvollständig. Das Kind, dem es bei der Mutter stinkt, sucht vielleicht den Zugang zu einem unzugänglichen Vater.

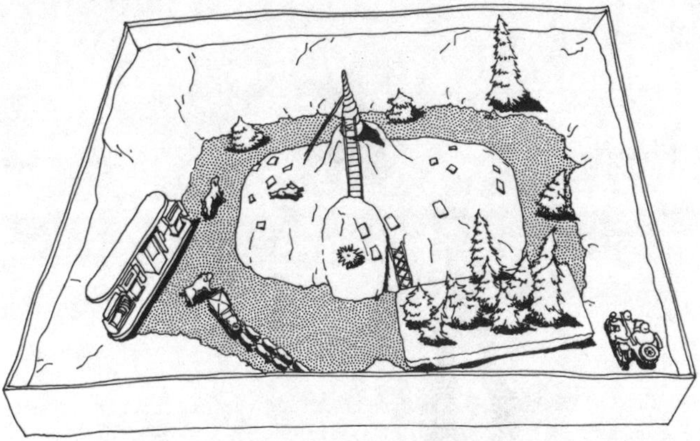

3. Sandspiel: Schloß

Im Sand baut Max wenig später »ein Grab für den gefallenen König«. Gleichzeitig äußert er Phantasien über den Vater: der werde operiert und sterbe dann. Ein anderes Mal äußert er die Absicht, mir den Bauch aufzuschlitzen. In einem weiteren Sandspiel (Abb. 3) gibt es »eine Überraschung«: Es sehe aus wie eine Kirche, aber es sei ein Schloß für den König, dem jetzt das ganze Land gehöre. »Ich bin der König, und alle Sklaven müssen mir gehorchen«, teilt er mit, nachdem er herrisch und erpresserisch durchsetzte, daß die Mutter heute beim Sandspiel wieder dabei sei, als müsse ihr gerade diese Szene etwas Besonderes mitteilen: die erwachende Bedeutung des Männlichen. Angesichts des schwachen Vaters treibt er die Macht des Mannes hier kompensatorisch fast auf die Spitze. Das Schloß mutet mich an wie eine geballte Faust, oder wie ein zusammengepreßter Kotballen, um es in der Sprache seines Körpers auszudrücken. Diese geballte Ladung, mit der er auftrumpft, ist zugleich ein gewaltiger Stein des Anstoßes, mit dem er sich vieles zu verbauen scheint.

Ein Bild (Abb. 4), das er in dieser gleichen Stunde von zu Hause mitbrachte, macht das noch deutlicher:

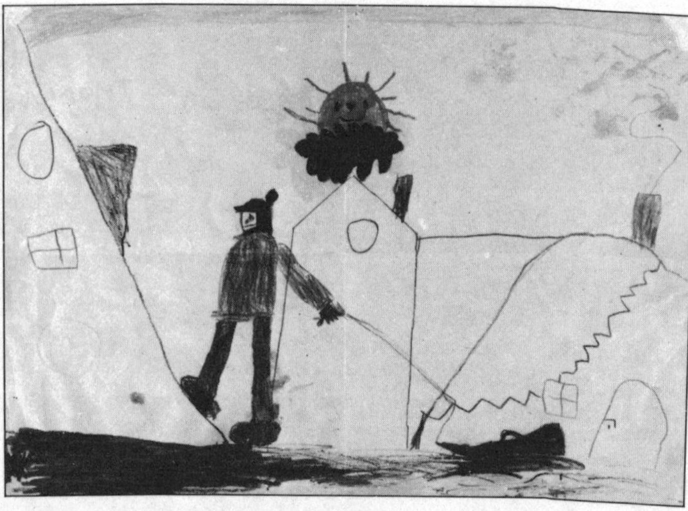

4. Sonne hinter Wolke

Die Sonne oben in der Mitte wird von einer tiefschwarzen Wolke zum Teil überlagert, während unten ein Kind mit Schlitten einen unmöglich steilen Hang hinaufstrebt. Die Wolke ist seltsam geformt. Erstaunlich ähnlich sieht die Innenkontur eines Dickdarms aus, in welchem Max ja seinen Kot, fest zusammengepreßt, zurückbehält. Und diese Masse versperrt nun den Zugang zur Sonne, dem uralten Sinnbild des lichtbringenden Vaters.

Nach allen Voraussetzungen war es ein Wunder, daß der Vater sich überhaupt zu Gesprächen herabließ. Zu verdanken war das zunächst einem Ski-Unfall, bei dem sich Max das Bein brach. Daß Unfälle und Knochenbrüche auch psychosomatische Ereignisse seien, ist vielleicht eine kühne Behauptung, aber sinnvoll können sie immerhin sein, wie hier: Max brach sich ein Bein, so daß der Vater ihn mit dem Auto in die Therapiestunden bringen mußte (die Mutter hatte noch keinen Führerschein). Ein Gespräch war schwierig, er schien ganz abweisend und zeigte vor allem eine demonstrative Leidensmiene. Für irgendeine Gemütsäußerung gegenüber Max schien bei ihm kein Platz. Aber als gelernter Mechaniker konnte er uns in der Werkstatt helfen, eine kleine, baufällige Dampfmaschine wieder in Gang zu bringen. Gegen Max zeigte er sich sehr ungeduldig und mürrisch, obwohl es ihm insgeheim wohltat, als Fachmann gebraucht zu werden. Während dieser Arbeit konnte er auch im bildlichen Sinne etwas Dampf ablassen: zum Beispiel seinen Ärger über die vielen Ärzte, die alle Versager seien. Hier sieht er in Max einen Leidensgenossen.

Nach einem halben Jahr verkündete Max, jetzt sei er »hundert Jahre« alt. Von nun an kam er ohne die Mutter mit mir ins Spielzimmer, benahm sich bei mir dann aber ungehemmt babyhaft. »Du bist ein Nest!« sagte er, als er von einem toten Vögelchen erzählte, das er gefunden hatte. Und wie lange, fragte ich, wolle er mich noch als Nest? »Ein Jahr lang«, ein andermal: »Ich will noch hunderttausendtrilliardenmal kommen, wenn ich noch so lange lebe!« Gegen die bevorstehende Einschulung wehrte er sich, viel lieber wollte er sich zu Hause mit Decken ein Nest bauen. Die Mutter dagegen klagte über seine mangelhaften Leistungen im Lesen (Max war nicht einmal siebenjährig!).

Da leuchtete mir der Sinn seines Stuhl-Zurückhaltens noch klarer ein. Es war mir, als wollte er sagen: »Ich gebe meine Werte nicht preis, wann ihr es wollt, sondern ich bestimme selbst, wann es so weit ist, zuerst brauche ich ein Jahr lang ein

Nest!« Und sogleich machte er, ganz spontan, »Übungen« in dieser Richtung: Meine große Marionette, die er »Fritzli« nannte, erklärte er sozusagen zu unserem gemeinsamen Kind, dem wir uns beide liebevoll widmeten. Wenn er etwas »kochte«, dann gab es auch etwas für Fritzli. Einmal untersuchte er Fritzli ausführlich am Hinterteil und setzte ihn aufs Klo. Dann füllte er Sand in eine lange Plastikröhre (als wäre es der Darm von Fritzli), die er dann in wohldosierten Portionen entleerte. Diese Übung wiederholte er immer wieder und wünschte dafür dann eine »Goldmedaille«. So erfuhr ich, welchen großen Wert er dem Inhalt des Darmes, und besonders dessen Entleerung, beimaß. Er verdeutlichte dies noch, indem er verlangte, zwei Dinge bis zur nächsten Stunde mit nach Hause nehmen zu dürfen: eine Goldkugel und eine Blechdose. Mir schien, er wolle eine Belohnung für seine heutigen Leistungen, oder auch eine Art »Übergangsobjekt«, mittels dessen er etwas von einer positiven Erfahrung nach Hause nehmen konnte. Diese Erfahrung betraf erstens die Wertschätzung seines Produktes (Goldkugel) und zweitens die Möglichkeit, diese Wertsache behalten und in etwas aufbewahren zu dürfen (Blechdose). Seither schien er mich als seinen Freund zu betrachten. Und ich fing auch an, die Stunden mit ihm zu genießen.

Später erst erfuhr ich, was es mit seinem geheimnisvollen Darminhalt sonst noch auf sich hatte: Im Sand baute er einen tiefen Vulkankrater, außen an die Hänge setzte er viele »wilde und böse« Tiere, ins Innere des Kraters Teufel-ähnliche Gestalten. Hierauf nahm er wieder seine Darm-Röhre, füllte sie mit Sand, kippte sie aber wieder aus. War nicht sein Darm auch eine Art Krater (Κρατηρ, griechisch = Mischkrug)? Ein Mischkrug ist ein Gefäß, in welchem verschiedene Stoffe gemischt werden, um ihren Wert zu erhöhen. Im psychologischen, übertragenen Sinne wäre es Behältnis der vielfältigen und gegensätzlichen Qualitäten eines Menschen, die zusammen seine ganz persönliche Mischung ausmachen. Max machte nun, so ganz nebenbei, die Entdeckung, daß sein Mischkrug auch Teufel-ähnliche Qualitäten enthielt. Und er machte mit seiner Rohr-Übung einen Versuch, diese zu »gebären«, sie zu offenbaren. »Viele wilde, böse Tiere« sitzen aber an der Außenseite des Kraters. Hat er deswegen Mühe, die »Teufel« aus seinem Darm herauszulassen? Ich erinnerte mich an das eindrückliche erste Sandspiel, wo eine riesige, bedrohliche Übermacht um das Schloß und den Turm (= Rohr?) versammelt ist, um die Herausgabe, Kapitulation oder Selbst-Aufgabe zu erzwingen. Er fand in mir einen Freund, der den Inhalt seines Kraters kennenlernte, ohne ihn vorzeitig herauszuverlangen, sondern wohlbehütet darinnen ließ, ganz ähnlich wie das Therapie-Geheimnis, das zu hüten ich ihm versprochen hatte. Um seinen geheimen Schätzen einen sichtbaren, würdigen Ort zu geben, bauten wir zusammen eine Schatzkiste. Während ich das Schloß für die Kiste einpaßte, zeichnete er zwei Dinge auf, die er in diese Kiste hineinlegen wollte: »ein Hufeisen und einen Ring mit was dran«. Beim Arbeiten legte er mir freundschaftlich den Arm um die Schulter. Er wolle jetzt noch 100000 mal kommen. Die Therapie, sagte er, helfe ihm auch, »der Stink kommt jetzt grad so in einem heraus«, wenn die Mutter ihm das tägliche Zäpfchen verabreiche.

Zwischendrin sah ich hie und da die Eltern. Nur einmal waren sie bereit, gemeinsam zu kommen. Sonst sah ich sie einzeln oder in Gegenwart von Max. Die Mutter schien ein wenig aufzublühen, vielleicht schon allein dadurch, daß sie ihr Kind mir überließ und sie so von ihm etwas Abstand bekam. In der Werkstatt drechselte sie sich einen Kerzenhalter, anfangs lustlos, war dann aber immer mehr bei der Sache, und auch bei sich selbst, wie mir schien. Endlich bestand sie auch die Fahrprüfung, was ihr Selbstgefühl stark aufbesserte. Ich gab ihr einige Anregungen für Kontakte, die über den kleinen Familienkreis hinausführen sollten. Dem Vater gab ich Gelegenheiten, seine Enttäuschung und Wut, seinen ganzen »Dreck« herauszulassen, statt alles schweigend zurückzuhalten, wie er es seit jeher zu Hause so tapfer getan hatte (übrigens ganz wie Max seinen Stuhl!). Wenn er mit seinem Schimpfen so richtig in Fahrt kam und gar mit mir zu streiten anfing, wurde er ganz lebendig und sympathisch. Das blieben aber sozusagen Eintagsfliegen. Zu Hause ging es im gleichen Trott weiter.

In einer letzten Stunde mit Mutter und Kind war von Abbruch der Therapie die Rede, da es ja doch »alles keinen Sinn« habe, während Max zwei ganz einfache Bilder malte: ein rotes und ein schwarzes Herz. Die Therapie brach hier ab. Die Mutter fand's sinnlos, wenn der Vater nicht mitmachte. Den Vater konnte ich nicht mehr hinter seinem Ofen hervorlocken.

Fünf Jahre später erhielt ich einen Brief von Max. Er beschrieb mir seinen Tageslauf, u.a. erzählte er – nur so zum Spaß – von seinem großen Hunger und Durst. Vor lauter Eile habe er sich mit der Flasche einen Zahn zerschlagen. »...Mit der Verdauung geht's wieder gut. Was macht die Dampfmaschine und die anderen Sachen?... Ihr ehemaliger Patient Max.«

Dann sah ich ihn erst wieder nach weiteren fünf Jahren, zusammen mit seiner Mutter, nachdem ich sie beide für ein Gespräch eingeladen hatte. Beim Hereinfahren in meine Praxis blieb die Mutter mit dem Auto in der Einfahrt stecken. Max bemühte sich vergeblich, sie wieder herauszulotsen. Diese kleine Episode paßte wunderbar zu ihrer gegenwärtigen Lebens-Situation. Zu meinem Schrecken hörte ich, daß der Vater vor zwei Jahren an einem plötzlichen Herzversagen gestorben war. Beide, Mutter und Max, zeigten sich merkwürdig wenig davon berührt. Immer noch saß die Mutter so zaghaft-verzagt da, schämte sich der Kraftausdrücke ihres Sohnes. Er war noch immer ein hübscher, lebenslustiger Junge, der lieber – zum Kummer der Mutter – ins Vergnügungslokal des Dorfes ging, statt mit der Mutter das Haus zu hüten. Max machte inzwischen eine Mechaniker-Lehre wie sein Vater. Bei meinem Rückblick auf die damalige Therapie stimmte Max lebhaft zu, wie ich vermutete, den Stuhl habe er um so mehr zurückgehalten, je mehr die Mutter die Herausgabe verlangt hatte. Zum Schluß wünschte er, mit mir Schach zu spielen, wir endeten unentschieden.

Bei einem Besuch zu Hause zeigte ich ihm und seiner Mutter die Bilder von damals. Er staunte: »Was, das bin ich?... Warten Sie, ich zeig' Ihnen etwas!« Da brachte er mir die kleine Schatzkiste, die wir damals zusammen hergestellt hatten, inzwischen war sie golden angemalt. Er führte mich dann in sein Zimmer und spielte auf der Gitarre einige improvisierte Töne vor. Dann schlug er eine Muskelkraftprobe vor: Mit Leichtigkeit drückte er meinen Arm auf die Tischfläche. Während er drängte, zu seinen Fußballkollegen zu gehen, überlegte ich mit der Mutter, was sie für ihr Leben tun konnte, statt alle Kraft darein zu setzen, Max für sich zu behalten.

Diskussion

Eine der hartnäckigsten Plagen ist die Verstopfung. Ein verstopftes Kind kann zum Knotenpunkt einer ganzen Familie werden, indem es einerseits die Familiendisharmonie widerspiegelt, umgekehrt aber auch das Familienklima belastet, ein negativer Kreis, der sich selbst ernährt. Das gilt für viele Störungen bei Kindern. Die Verstopfung ist aber ein so augenfälliges Beispiel, daß sie hier – stellvertretend für viele andere Störungen – gelten soll.

Eine äußerst tiefsinnige und schöpferische Haltung gegenüber verstopften Kindern und deren Müttern entwickelte der Psychoanalytiker Groddeck und beschreibt sie in seinem faszinierenden Buch (34).

Eng verbunden mit der chronischen Verstopfung ist eine andere Erscheinung: die Enkoprese, das Einkoten oder Hosenschmieren, von dem bei Max zu Anfang nur nebenbei die Rede war. Möglicherweise spielte sie nicht nur im Spital, sondern auch zu Hause eine Rolle, wurde aber aus Peinlichkeit verschwiegen. Die Funktion der Darm-Entleerung und der After-Schließmuskeln ist kompliziert. Es gibt viele Situationen, die kinderärztlich näher untersucht und auch körperlich behandelt werden müssen. Es kann sein – wie bei vielen anderen psychosomatischen Erscheinungen auch –, daß ein körperlicher Anlaß dazu führt, daß der Stuhlgang zur »schwachen« Stelle wurde, zur Achillesferse sozusagen. Anders ausgedrückt: Das Kind hat die Erfahrung gemacht, daß es mit dem (anfänglich vielleicht »rein« körperlich bedingten) Symptom etwas Wahres über sich und seine Familie aussagt. Diese Aussage ließe sich folgendermaßen zusammenfassen: Ich lasse mir nichts wegnehmen, ich behalte, was ich will. Ich kann selbst über mich entscheiden. Neben dieser eigentlich sinnvollen und erfreulichen Autonomie ist in dem Symptom aber auch Angst ausgedrückt, Angst vor Veränderung, Angst vielleicht vor Verlust, der sich bei Max ja später mit dem Tod des Vaters bewahrheitet hat.

Im Behalten-Wollen (Stuhlretention) drückte Max auch die Haltung seiner Mutter aus, die noch heute ihren Sohn behalten will, statt ihn seiner Wege gehen zu lassen. Es sieht so aus, als erhielten Mütter durch ihre ängstliche, bisweilen panik-gefärbte Beobachtung das Symptom geradezu aufrecht, vielleicht mit der unbewußten Absicht, ihr Kind damit – weil dieses ja so in der Außenwelt inakzeptabel ist – fester an sich zu binden.

Bei Max ist das Symptom heute weitgehend abgeklungen, während die Mutter ihn noch immer nicht ganz loslassen kann. So wurde die in jahrelanger Arbeit erlernte Regulierung der Stuhlfunktion ein Modell auch für die Mutter, den Dingen ihren Lauf zu lassen, im Leben ihres Kindes wie in ihrem eigenen.

Giuseppe: Bauchweh

Mit sieben Jahren fing es an: Immer wieder Bauchweh, immer nahm ihn die Mutter zum Arzt, der aber nichts fand. Als die Bauchschmerzen wieder ganz peinigend wurden – Giuseppe war damals zehn – brachte ihn die beunruhigte Mutter in die Notfallstation der Kinderklinik, ganz im Einverständnis des Jungen, dem jede Hilfe recht war. Die Klinik-Ärzte untersuchten ihn ausführlich, fanden aber keine Ursache für seine Bauchschmerzen. Zwei Jahre später kam es wieder zu einer dramatischen Steigerung der Schmerzen, so daß er von neuem notfallmäßig in die Klinik eingewiesen wurde. Die Ärzte sahen, daß es ihm nicht gut ging, er sah blaß und elend aus. Sie wandten alle ihre Kunst und Technik an, um seinem Leiden auf die Spur zu kommen. Ohne Erfolg. Zehn Monate später wiederholte sich das gleiche. Der Chirurg, der ihn diesmal untersuchte, fand ihn körperlich völlig gesund. Es fiel ihm aber auf, daß der Bauch nicht mehr wehtat, sobald die untersuchende Hand ihn berührte. So entschloß er sich, Giuseppe zu mir zu schicken.

Pünktlich zur vereinbarten Stunde stand Giuseppe vor der Tür und fragte: »Ist hier ein Doktor?« Er kam alleine, ohne seine Mutter, denn die müsse heute arbeiten. Er ist überhöflich, zuvorkommend und sehr bemüht, keinen Fehler zu machen. Er geht leicht gebeugt, als trage er etwas Schweres auf seinem Rücken. Sein hübsches Gesicht ist etwas verunziert durch die zwei oberen bleifarbenen Ersatzzähne. Die zwei Schaufelzähne hat er sich beim Fußballspiel einmal abgebrochen. Oft legen sich seine Hände auf den Bauch, als wolle er ihn schützen oder Schmerzen lindern. Er habe eben zu viel Nudeln gegessen, so erklärt er zu Anfang sein Bauchweh. »Oder weil ich auf etwas verrückt (wütend) bin?« ist sein zweiter Gedanke.

Giuseppe hat italienische Eltern. Die Mutter ist eine einfache, kleine, gutmütige, aber undurchsichtige Frau, der Vater ein großgewachsener Mann, von Beruf Hosenschneider. Die

Mutter ist weich und nachgiebig, der Vater streng und straff. Eine drei Jahre ältere Schwester entsprang einem früheren Verhältnis der Mutter, was oft Anlaß für schwere Auseinandersetzungen zwischen den Eltern wurde. Giuseppe entwickelte sich vorbildlich, gehen und sprechen konnte er sehr früh, und er war früh sauber. Getrotzt habe er nie. Auch in der Schule machte er keine Probleme, einzig der jetzt bevorstehende Übergang in die Oberstufe macht ihm Sorgen: Gerne möchte er in die Sekundarstufe, aber seine Leistungen in der deutschen Sprache seien leider schwach. »Und wir als Ausländer werden eben auch in der Schule benachteiligt!« meint die Mutter. Beim Thema Schule bricht Giuseppe in Tränen aus. Seine Mutter macht hilflose Tröstungsversuche, indem sie ihm große Geschenke verspricht.

Die Ehe seiner Eltern war nie glücklich. Der Vater verfiel zunehmend dem Alkohol, die Mutter, die anfangs tapfer die Ernährung der Kinder meisterte, wurde immer dicker, bekam steife Gelenke und viele andere kleinere Leiden, so daß sie heute ganz von der Invaliden-Versicherung leben muß. Als Giuseppe zehn Jahre alt war, trennten sich seine Eltern endgültig. Heute wohnt er mit Mutter und Schwester in einer kleinen Drei-Zimmer-Wohnung. Giuseppe hat zusammen mit seiner Schwester ein Zimmer. Wenn die Großmutter aus Italien zu Besuch ist, muß Giuseppe im Ehebett bei der Mutter schlafen. In diesen engen Verhältnissen wirkt Giuseppe wie ein eingesperrter Löwe. Er kann sich nicht entfalten. Das ist Grund genug, depressiv zu werden. Giuseppe drückte das aus wie viele Kinder: »Mir ist immer so langweilig zu Hause!«

Folgender Traum beschreibt seine Stimmungslage, ist aber auch Hinweis für neue Energien:

»Ich bin herzkrank, und der Doktor sagt, daß ich bald sterben werde. Die Mutter konnte mir auch nicht helfen. Sie haben schon einen weißen Sarg für mich gekauft und warten, bis ich sterbe. Im Sarg stank es von Kräutern. Ich hab ein Stückchen vom Sarg herausgeschnitten, um hineinzuschauen, und da sah ich eine Leiche. Zuerst dachte ich, es sei meine, dann stellte ich aber fest, daß es Batterien waren.«

Seine *töd*liche Langeweile führt ihn – in seiner Traumwelt – an den Rand des Todes. Nun ist es gerade sein neugieriges Interesse (»hineinschauen«) für seine beklagenswerte Lage, dem er die Erkenntnis verdankt, daß gerade dieser trostlose, dunkle Weg neue, ungeahnte Energien birgt (»Batterien«). Oder aber: Sind es seine Energien beziehungsweise seine Entwicklungsmöglichkeiten, die beerdigt werden sollen? In jedem Falle erfährt er, daß Energien vorhanden sind. Ein besonderer Zusammenhang zwischen Batterien und seinem Bauchweh ergab sich wenige Wochen später: Die Mutter brachte ihn mit dem Auto zur Therapiestunde. Das Auto sprang aber nicht an, weil die Batterie zu schwach war. Giuseppe bekam in dieser Notlage wieder Bauchschmerzen, die erst abklangen, als das Auto wieder ansprang. Die Arbeit mit Giuseppe stand lange unter dem Motto: Wiederentdeckung seiner Energien.

Schon die Tage im Spital zur körperlichen Abklärung brachten ihm die Freiheit, von seinen Energien ein wenig in die Tat umzusetzen; er schrieb und malte bei der Spital-Lehrerin ein kleines Bilderbuch: Ein Vogel baut seinem Freund, dem Löwen, einen Apparat, mit dem auch er fliegen könne wie ein Vogel. Giuseppes Wunschtraum ist ein Spielauto, mit dem man richtig fortfahren kann. Nun, die Bauchschmerzen haben ihn dieser Sehnsucht bereits ein Stückchen näher gebracht. Lag darin vielleicht schon ein Sinn dieser »Krankheit«?

Giuseppe verehrt seinen Vater, möchte ihm alles recht machen, seine Erwartungen erfüllen. Er besucht den Vater oft (mit selbst gekauften Geschenken), muß dies aber gegenüber der Mutter geheimhalten, sie würde sonst böse, sagt er. So hat er immer ein schlechtes Gewissen, mal der Mutter, mal dem Vater gegenüber, das vor allem macht ihm Bauchweh. Trotz allem hoffte er noch immer, die Eltern könnten wieder zusammenkommen. Kürzlich haben sie »wieder miteinander geredet«, da glaubte er das Familienglück schon wieder nah. So schwebt er beständig in Hoffnungen, die enttäuscht werden müssen, und wandert zwischen den Eltern hin und her, deren Gegensätze zu überbrücken er für seine Aufgabe hält. Aber er überlädt sich hoffnungslos, und die Distanz zerreißt ihn fast.

Giuseppe interessierte sich sehr für seinen Körper. Besonders beschäftigten ihn die Vorgänge innerhalb des Körpers. Hie und da sollte ich sein Herz und seine Lunge untersuchen. Dann fragte er, ob auch wirklich alles in Ordnung sei. Einmal brachte er das Mikroskop seiner Schwester mit. Er dachte schon daran, Doktor zu werden, aber eben die Schule! Vielleicht könne er im Beruf einmal etwas mit Tieren machen, von denen könne man ja auch etwas über den Menschen lernen. Er skizzierte mir einen Knochen, der einen Sprung bekommen hatte, weil zu viel auf ihm gelastet habe. Fast in Lebensgröße baute er mir eine Art Menschenmodell aus Material, das sich in meinen Kisten findet (Abb. 5). Die »Zähne« (aus Nudeln) und der »Dickdarm« (aus rotem Plüsch-Teppich) stachen dabei besonders hervor, also Anfang und Ende, Ein- und Ausgang des Verdauungsweges. Zwischendrin schien dieser Weg – in seinem Modell – unterbrochen, genau dort, wo ihm der Bauch so weh tat.

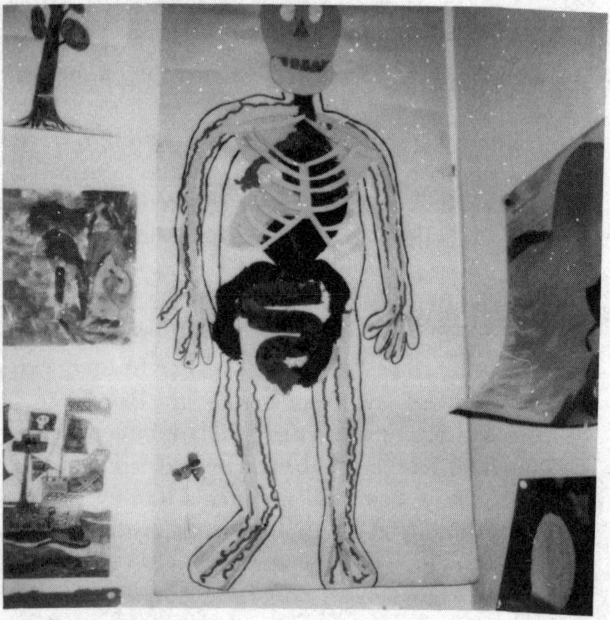

5. Giuseppes »Mensch-Modell«

Mit diesem Modell gab er mir wunderbares Anschauungsmaterial und Einblick in sein »Innenleben«. Für die alten Ägypter waren die Eingeweide Träger magischer Kräfte. Die Därme der Toten setzten sie in Extra-Urnen bei, für die Reise ins Jenseits, während Dämonen und Monster – so der Mythos – versuchten, sich dieser Urnen und damit der magischen Kräfte der Eingeweide zu bemächtigen. Bei den alten Römern kennen wir die Zukunftsschau aus den Eingeweiden der Vögel. Auch bei Giuseppe hatten die inneren Organe eine starke symbolische Bedeutung: Mir schien, als wollte er darauf hinweisen, daß sein Bauch nicht dafür geeignet sei, die ihm zugemutete Kost zu verdauen, das heißt, er ist der zerreißenden Situation in seiner Familie nicht gewachsen. Ehe dieser Riß in ihm nicht in irgendeiner Weise heilt, wird er nichts verdauen können. Und wer nichts verdaut, kann auch nicht wachsen. Und gerade auf sein Wachsen machte er mich unablässig aufmerksam. Immer wieder sollte ich seinen Körper messen und seine künftige Größe ausrechnen.

Das wachsende Haus

Ihm lag viel daran, daß wir zusammen etwas taten. »Einfach nur so reden« – dann müsse er ja denken, es sei etwas nicht in Ordnung mit ihm. Mir war das sehr lieb, denn gerade im Tun teilte er sich ja so anschaulich mit. Eines Tages fabrizierte er mir aus Streichhölzern ein winzig kleines Haus (Abb. 6), auf einer Wiese stehend, das sollte für meine Spielsachen-Sammlung sein. Es wurde die Keimzelle für eine ganze Serie von Häusern, die er von nun an in unserer Therapie-Werkstatt zusammenbaute. Zuerst machte er eine raffiniert ausgeklügelte Wohnung in einer runden Käseschachtel (Abb. 6), aufgeteilt in vier Quadranten für vier Räume: Stube, Schlafzimmer, Badezimmer und Werkstatt. Der Deckel besaß ein Fenster in der Größe der Quadranten, so daß man je nach Drehung des Deckels in den einen oder anderen Raum blicken konnte. Es war die Wohnung für einen Einzelmenschen. Um so mehr war es damit ein Bildnis seiner selbst: So fühlte er sich in sich eingebettet. Die runde Form und die kreuzförmige Aufteilung erinnern an ein Mandala, das tantrische Muster zur meditativen Selbstfindung, von C. G. Jung hervorgehoben als sicht- und erlebbare Darstellung der seelischen Ganzheit.

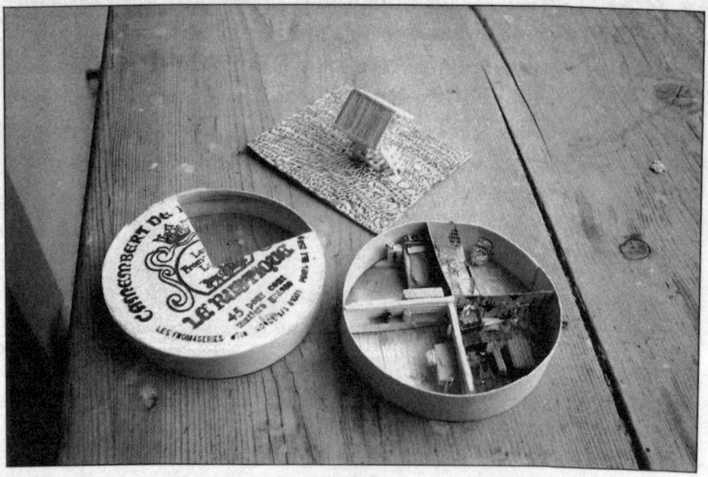

6. Giuseppes Häuser

Als dies fertig war, plante er eine Hütte, in der man richtig stehen könne. Er machte mir vor, wie er dann darinnen stehen würde: mühsam gebückt und eingepfercht, aber er jauchzte vor Begeisterung und fing an, nach seiner Skizze ein Modell für die Hütte zu bauen. Wieder einige Wochen später – noch bevor das Modell fertig war – kam er strahlend und stolz auf mich zu mit dem Plan, ein Häuschen zu bauen, in welchem er in seiner ganzen Größe stehen könne, und zeigte mir dabei wie groß er war, wenn er vollkommen aufrecht stand. Später paßte er sein Haus von neuem an sein inneres Wachstum an. In einer Zeichnung führte er mir sein Traumhaus vor: eine verspielt-farbenreiche Villa, mit orientalischer Kuppel, hinter der die Sonne aufgeht, ringsum ein Garten mit Blumen, außen ein Auto mit »Privat«-Parkplatz. Ich wies ihn auf den geschlossenen Gartenzaun hin. Er meinte dazu, man könne doch nicht allen Einblick geben in seine Geheimnisse, nicht alle zu sich hereinlassen.

So wie das Haus wuchs, so entfaltete er sich körperlich, und seine persönliche Ausstrahlung »wuchs« spürbar. Von Bauchschmerzen war schon lange nicht mehr die Rede. Seine Haltung wurde aufrechter, er wirkte von einer Last befreit. Es sei »una meraviglia«, hat er offenbar seinem Vater gesagt, den ich einmal zu einem Gespräch bei mir hatte. Die Mutter sah ich hie und da im Schlepptau von Giuseppe, einmal erzählte sie mir ausführlich ihre arbeits- und entbehrungsreiche Lebensgeschichte. Nie sah ich beide Eltern zusammen. Die Kluft blieb unüberbrückbar. Um so mehr brauchte er einen Halt, eine Art Überbrückungshilfe, bis er auf seinem eigenen Boden stehen und sich sozusagen in sich selbst daheim fühlen konnte.

Nach unseren Stunden konnte er sich oft nicht entschließen, nach Hause zu gehen, »wegen des langen Weges!« So blieb er noch in der Werkstatt oder im Garten, allein, oder mit anderen Kindern aus der Praxis. Er brachte es fertig, auch mal einen ganzen Samstag nachmittag bei mir zu bleiben, irgend etwas an meiner Seite zu fabrizieren, zu erfinden, oder einfach da zu sein. Es war mir, als würde ich ein Stück meines Lebens mit ihm teilen. Das ist natürlich ganz gegen die klassischen Therapie-Prinzipien. Aber hier konnte ich mich nicht entschließen, nur professionell Therapeut zu sein. Stundenweise hatte ich ihn »adoptiert«. Da unser therapeutisches Band zuvor geknüpft und sorgfältig erhalten wurde, war dieses freiere Zusammensein möglich, ohne daß die Therapie an Dichte und Wert verlor. Im Gegenteil, er fühlte sich so selbstverständlich aufgehoben bei mir, daß er nachließ, ängstlich um meine Gunst zu werben. Er vergaß auch mal, mir eine Karte aus dem Ski-Urlaub zu schreiben, ohne deshalb gleich schlechtes Gewissen zu haben. Oder er fand es »langweilig« bei mir, denn er wäre »heute lieber mit dem Mofa der Mutter herumgefahren«. Auch das Tagebuch, das er seit Therapiebeginn in gestochener Schrift führte, wurde etwas nachlässiger. Überhaupt schien er mir lebendiger, manchmal sogar übermütig.

Giuseppe selbst beschrieb die Erfahrung seiner Therapie einmal in einem kleinen Aufsatz zum Thema »Für und Wider«.

Therapie

»Als ich das erste Mal gekommen war, fand ich es komisch, daß er mir so viele Fragen stellte. Doch mit der Zeit merkte ich, daß er aus mir etwas herausdrücken wollte. Ich konnte alles spielen, was ich wollte, doch wagte ich es . . ., ihm zu sagen, was ich spielen wollte. Ich meinte, daß ich ihm den Therapieplan verpfuschen würde. Jetzt sage ich, was ich machen will, denn jetzt habe ich Vertrauen. Ich kam immer lieber in die Therapie, denn mich nahm's Wunder (ich war neugierig), was er diesmal fragte, und besonders, was wir zusammen spielten. Ich fühlte immer, daß er mir helfen wollte. Doch die ersten paar Male, wo ich gekommen war, merkte ich noch nichts Besseres vom Bauch. Aber mit der Zeit wurde es immer besser, und heute habe ich selten Bauchschmerzen. Ich habe zuerst gemeint, ich sei ein Spinner, daß ich darum zum Psychiater gehen muß, doch später wußte ich, daß ich wegen des Bauchwehs kommen mußte. Eigentlich finde ich es gut, daß ich Bauchschmerzen bekommen habe, sonst hätte ich den Doktor nicht gekannt.«*

Was mich stört!

»Ich komme manchmal nicht gerne, weil ich einen weiten Weg mit der Tram habe, und wenn es einmal regnet und gar schneit, muß man eine steile Straße hinaufgehen, und das ist mühsam mit dieser Kälte. Mich stören die Psychiatrischen Kliniken, weil ich finde, daß man nicht übertreiben sollte mit der Psychiatrie. Es langt, wenn ein Kind maximum 2 × in der Woche Therapie hat.«

Es war wie ein Höhepunkt und zugleich Ankündigung eines Abschlusses, als er mich zu sich nach Hause zum Essen einlud. Ich freute mich, aber ich mußte auch akzeptieren, daß ihm die Therapie weniger wichtig wurde. Mal kam er zu spät, mal vergaß er sie, mal wollte er lieber Fußball spielen. Er meinte, die Therapie sei zu teuer, »dafür, daß wir ja nur plaudern«. Ein Chirurg, der tue wenigstens etwas Richtiges. Allerdings müsse er zugeben, daß – zu seinem Erstaunen – die Bauchschmerzen aufgehört hatten, obwohl ich doch gar nichts getan hätte. Das

* im Entwurf wie in der Reinschrift vergaß er das Wort »nicht«.

sei eben der Unterschied, erkennt er dann: Der Chirurg arbeite mit der Schere, der Psychologe mit Worten. Er käme künftig gerne privat, aber Patient wolle er nicht mehr sein. Daß er mir dies ins Gesicht alles so sagen konnte, empfand ich als erfrischend. Auf dem Boden unserer Beziehung hatte er sich ein »Haus« gebaut, in dem er sich sicher fühlte, zu sein, wie er war und zu sagen, was er dachte.

Für sein Alter typische Entwicklungsträume begleiteten ihn in seinen Nächten: Da macht er einer Hexe den Garaus; dann begegnet er einem Mädchen, das ihn »erkennt«, worauf er ein Baby auf seinem Arm trägt. Seine Blickrichtung ging zunehmend hinaus ins Leben, zu den Klassenkameraden, zu den Erfolgen in der Schule. Die Prüfungen und Probezeit der Sekundarschule hat er mit einiger Mühe, aber dann doch glücklich bestanden.

So beendete sich die Therapie wie von selbst. Um der Zeit der gemeinsamen Arbeit einen feierlichen Abschluß zu geben, lud ich ihn zum Essen ein, verbunden mit einem Besuch in einer alten Festungsanlage, die ihn interessierte. Wir hielten Rückschau auf die 14 wichtigen Monate. Er merkte, daß sie auch für mich wichtig waren. Er war sehr einverstanden, daß ich seine Geschichte in der Vorlesung zur Ausbildung von Studenten verwende, die auch Therapie lernen wollen. Nur meinte er, ich solle doch seinen Namen unverändert und ungekürzt nennen, damit er »ein bißchen berühmt« werde.

Noch einmal bekam er einen Anfall von Bauchschmerzen. Er war mit seiner Schwester und seiner Mutter für einige Wochen in den Sommerferien in Italien am Heimatort der Mutter. Schon auf der Heimreise war ihm nicht wohl. Zurück daheim, besuchte er den Vater und bekam dort so starke Schmerzen, daß dieser ihn in die Notfall-Abteilung des Spitals brachte. Ich sah ihn dort – herbeigerufen durch die Mutter – wie er vor Schmerzen gekrümmt auf dem Untersuchungsbett lag. Der Chirurg, fast im Begriff, den Bauch aufzuschneiden, war dann dankbar, von mir Näheres über die Natur seines Leidens zu erfahren. Giuseppe erholte sich schnell wieder. Noch im Spital machte er ein Bild von einem Motorrad, das repariert werden müsse. Seither blieb er gesund.

Zu Weihnachten erhielt ich regelmäßig einen kleinen von ihm gezeichneten Gruß mit Wünschen für meine Familie. Kürzlich rief ich ihn an. Er kam sehr gerne für einen Besuch zu mir. Ich war gespannt auf ihn, zehn Jahre danach. Er ist heute stolze 1,87 m groß, nicht nur 1,77 m, wie ich ihm damals vorausgesagt hatte. Sein Gesicht ist klar und offen. Noch immer lebt er bei seiner Mutter. Die Schwester hat inzwischen ein Kind, das ihm große Sorgen mache. Nun holt er Rat bei mir, wie er mit so einem Bengel umgehen könne. Er gesteht mir, wie sehr er damals skeptisch war, die Bauchschmerzen so anzugehen, wie ich das getan hätte. Rückblickend seien zwei Dinge für ihn entscheidend gewesen: unser erstes Zusammentreffen, bei dem er sich gleich wohl gefühlt habe, und dann das allmähliche, heimliche Verschwinden seiner Bauchschmerzen. Im Beruf möchte er mehr erreichen, als bisher möglich war (Elektroplaner). Er will aufs Technikum, um Innenbeleuchtungs-Spezialist zu werden. Gutes Licht sei ihm schon immer das Wichtigste gewesen.

Aus der Sicht von heute schreibt mir Giuseppe über die damalige Krise und ihre Überwindung:

»Ich fand es ungewohnt, daß jemand so nett zu mir war, andererseits aber so kritisch und verschlossen. Ich konnte mir nicht vorstellen, wie das helfen sollte. In dem Büro fühlte ich mich zuerst unwohl. Später dann am Sandkasten oder im Spielzimmer vergaß ich ganz, daß ich in einer Behandlung war. Ich spürte immer mehr, daß Sie mich mochten und Sie nicht nur ein Arzt waren, der sich um Patienten bemühte, da es sein Beruf war. Sondern ich bemerkte schnell, daß Sie sich für mich einsetzten (zum Beispiel Zähne), ...mir auch einen kleinen Einblick in Ihr Privatleben gaben, also auch mit offenen Karten spielten. Dies bewirkte, daß ich Ihnen alles anvertrauen konnte und daß Sie nicht der Arzt waren, sondern DER FREUND ... Am Ende der Therapie erinnere ich mich noch an den Satz: ›Wenn du wieder etwas hast, steht dir die Tür offen!‹ Dieser Satz blieb mir immer in Gedanken ...«

Bauchschmerzen bei Kindern gehören zum Alltag. Fast jede Mutter, die ihr Kind am Morgen zur Schule schicken muß, stand schon vor der Frage: Muß ich die Klagen ernst nehmen, muß ich gar zum Doktor mit meinem Kind? Der Bauch enthält viele Organe, die empfindlich auf manche äußere wie innere Ereignisse reagieren. Es ist nur selten nötig, gleich den Arzt zu alarmieren. Aber als ein »Echo« oder sogar als »Lautsprecher« für unausgesprochene oder unaussprechliche Erfahrungen sollen Bauchschmerzen immer ernst genommen werden. Es scheint mir nicht richtig, dieses Symptom sogleich klassifizieren zu wollen als entweder rein körperlich oder »nur« psychisch. Denn ein Kind ist nicht *nur* Körper oder *nur* Seele. Die warme Hand der Mutter, die sich auf den Bauch des Kindes legt, ist beides: körperliche und seelische Zuwendung, durch welche die Beschwerden oft im Nu verschwinden, als wären sie in die Hand der Mutter hineingeflossen. Auf diese Weise kommt oft auch das Gespräch in Fluß über mögliche Hintergründe der Bauchschmerzen: Oft sind es irgendwelche ungeklärten Konflikte mit Klassenkameraden oder Lehrer(inne)n, die, wenn sie erst mal ausgesprochen sind, an Bedrohlichkeit verlieren. Dauern die Schmerzen aber an oder hat das Kind noch andere ungewöhnliche Zeichen wie verspannte Bauchdecke oder Fieber, so muß der Kinderarzt bei der weiteren Klärung helfen.

Was lehrte mich Giuseppe? Ich verstand, wie sinnvoll eine Krankheit sein kann. Auch nahmen meine Zweifel zu, ob Krankheiten wirklich Krankheiten sind, ob es nicht sehr gesund sein kann, »krank« zu sein? Giuseppe machte es klar, wenn er schreibt: »Eigentlich finde ich es gut, daß ich Bauchschmerzen bekommen habe, sonst hätte ich den Doktor nicht gekannt.« Den Doktor kennen, hieß: Sich selbst, seiner eigenen Wahrheit näher kommen. Stand ich als sein Doktor doch stellvertretend für die Anteile in ihm, die bisher verborgen bleiben mußten, also für den geheimen Rest seiner ganzen Wahrheit, den ich aus ihm »herausdrücken« wollte, wie er sich ausdrückte. Er rief mitsamt seinen Eltern zunächst verzweifelt nach dem Chirurgen, der ihm das Übel »mit der Schere« herausschneiden sollte. Das wäre vergeblich gewesen, die Bauchschmerzen wären »nachgewachsen« wie die Köpfe der Hydra. Es war die Aufgabe seines Arztes, für seine Bauchschmerzen eine andere Sprache zu finden und unverdaute Erfahrungen in Worte umzusetzen.

Die Bauchschmerzen wurden ein wichtiger Wegweiser. Ohne sie wäre niemand auf die verzweifelte Zerrissenheit im Zuhause dieses Kindes aufmerksam geworden, auf das »unverdauliche« Klima daheim. Natürlich konnte niemand diese Situation einfach beseitigen, aber sie alleine zu »verdauen«, überforderte seine verfügbaren Kräfte. Er brauchte Rückhalt und Ermutigung bei der Entdeckung und Ent-Faltung seiner verborgenen Kräfte. Gefaltet war sein Körper ja buchstäblich, wenn ich mich erinnere, wie er gekrümmt dasaß. Und die *Ent*faltung wurde ebenso sichtbar, als der gleiche Bauch die Mitte seines aufrechten Körpers wurde. So führte sein Leiden ihn in einem doppelten Sinne – körperlich wie seelisch – zur Mitte seiner selbst, oder seines *Selbst*, um diesen Begriff der Jungschen Psychologie zu verwenden.

Ivan: Bettnässen

Ivan lernte ich zuerst nur am Rande kennen, als ich seinen älteren Bruder Stefan in der Kinderklinik behandelte. Die schwere Krankheit von Stefan und sein Tod gingen mir nahe. Mit der Familie fühlte ich mich durch das gemeinsam Erlebte verbunden. Der kranke Bruder Stefan war damals neun, der mittlere Bruder Nick sieben und Ivan fünf Jahre alt. Im letzten Kapitel (Leukämie) wird Stefan und seine Familie vorgestellt. Nur am Rande erfuhr ich damals von Ivans Bettnässen.

Stefans schwere Krankheit beanspruchte die besorgten Eltern aufs äußerste, besonders während seiner Klinikaufenthalte. Die beiden Brüder Nick und Ivan liebten ihren kranken Bruder, litten aber darunter, daß sie seinetwegen so in den Hintergrund gedrängt waren. Oft blieben sie alleine zu Hause, wenn die Eltern mit Stefan in der Klinik oder Poliklinik waren. Oder sie standen draußen vor der Klinik in der Kälte, da es damals noch keinen Aufenthaltsort für Angehörige gab. Damals machte ich mir Gedanken, wie diese Brüder das ganze Geschehen verkrafteten, in dessen »Schatten« sie standen. Ich bat die Eltern, die kleinen Brüder zusammen mit dem kranken zu den Untersuchungen und Behandlungen in die Poliklinik mitzubringen. Während ich Stefan untersuchte, saßen die beiden im Vorraum, hie und da durften sie auch mal kurz hineinschauen. Sie waren voller banger Neugierde, was mit ihrem Bruder geschah. Denn Stefan erzählte nicht viel und ertrug seine Schmerzen mit stiller Tapferkeit. Sie schienen sich zu vergewissern, daß alles mit rechten Dingen zuging. Von anderen Kindern wußten wir, welch seltsame Phantasien sie über das ihnen unbekannte Spital hegten. Geheime Aggressionen und gar Todeswünsche sind bei kleinen Kindern natürlich, werden aber meist totgeschwiegen. Um so mehr könnte so ein unbekannter Ort wie das Spital in der Phantasie eines Kindes der Ort sein, wo solche dunklen Gefühle lebendige Wirklichkeit würden. Die damit verbundenen Schuldgefühle kann man sich vorstellen. Unsere Poliklinik-Schwester hatte bei aller Geschäftigkeit des Betriebes ein Auge für die draußen wartenden Kinder. Sie gab ihnen, auf meinen Wunsch, manchmal ein Blatt Papier und Farbstifte. Während einer kurzen Wartezeit machte Ivan einmal, am Fenstersims stehend, folgendes Bild, das ich hier sorgfältig beschreiben will, weil es damals meine besondere Aufmerksamkeit auf ihn lenkte. In Anführungszeichen gesetzt sind die Kommentare des Kindes selbst, soweit ich mich an sie erinnere.

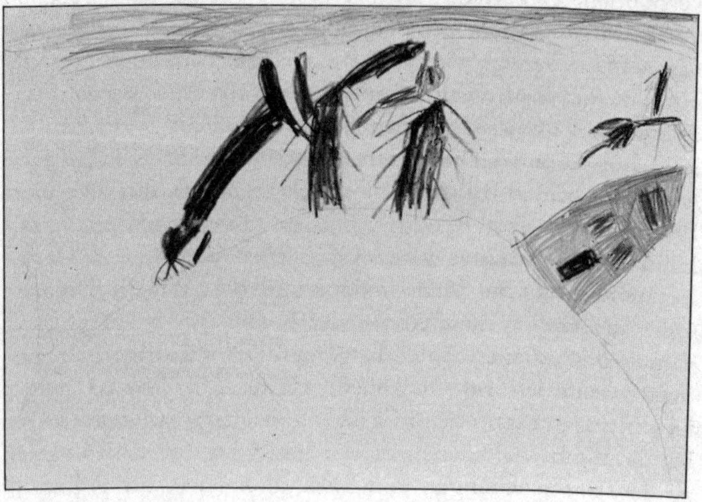

7. Eichhörnchen im Feuer

Das Bild (Abb. 7) ist flüchtig gemalt, im Vorübergehen sozusagen, da wohl nicht viel Zeit war. Um so direkter und spontaner scheint mir seine Aussagekraft. Auf einer feinen schwarzen etwa halbkreisförmigen Linie, die einen (wenig soliden!) Berg darstellt, stehen zwei kräftige braune Tannenstämme mit braunen Ästen. Auf dem rechten, steileren Abhang hängt ein graues Haus mit drei blauen Fenstern und einer roten Türe, auf dem Dach ein merkwürdig geformter grüner »Vogel«. Auf dem rechten der beiden Tannen ist ein blaues »Eichhörnchen«. Es scheint auf der Flucht vor den riesigen roten Flammen, die von einem Feuer am linken Abhang ausgehen. Über allem hängt ein schwarzer Himmel (was bei Ivans Zeichentechnik gewöhnlich »Nacht« hieß).

Die riesigen Flammen auf dem Bild beeindruckten mich so stark, daß ich das Bild lange mit mir herumtrug und mich fragte, was in diesem Jungen denn so brennen könnte. Das Feuer wurde in seiner Bedeutung verstärkt durch viele weitere Feuer-Bilder, die ich später von Ivan erhielt. Nachdenklich machte mich auch die schiefe, gefährdete Lage des Hauses, ebenso der große, rätselhaft wirkende Vogel. Vielleicht hatte beides mit dem gefährdeten Leben seines kranken Bruders zu tun, der im Augenblick, als Ivan dies Bild zeichnete, nebenan einer schmerzhaften Untersuchung und Behandlung unterzogen wurde, die sein Leben retten oder wenigstens verlängern würde. Die Sonne, in anderen Bildern von Ivan sonst so dominierend und erhellend, fehlte hier, denn es war Nacht, eine Zeit, in der Unbekanntes und düstere Befürchtungen in der Phantasie- und Traumwelt eines Kindes aufsteigen können.

Die drei Brüder waren lebhafte Spieler und Zeichner. In ihren vielen Rollenspielen und Bildern dominierten Indianer, Cowboys und Wikinger – Gestalten, die ihnen von den verschiedenen Comic-Heften vertraut waren, die sie aber mit eigener Phantasie ausgestalteten. Von diesen Helden aus fernen Kontinenten und uralten Zeiten schienen die drei Brüder Kräfte zu schöpfen, ganz besonders damals, als Stefan in der Klinik lag, dem sie dann Bilder schickten über ihre neuesten Vorstellungen vom Wilden Westen, zum Beispiel diese:

Auf dem ersten Bild (Abb. 8) sehen wir eine ungewöhnliche Gestalt, halb Mensch, halb Insekt, wie Tarzan ist er mit einer Art Fellschurz bekleidet. Von der Höhe eines Kaktusses aus scheint er die Sonne (fast) zu berühren. Der Untergrund ist von Flammen bedeckt – vielleicht der Grund für die Flucht nach oben? Das zweite Bild (Abb. 9) zeigt eine Figur mit einem strahlenden Gesicht, wie es scheint. Die untere Hälfte fehlt, auch ist kein Boden zu sehen. Die übergroße Hand dieser Gestalt ist wie zum Gruße erhoben. Die Mütze berührt eine Art Regenbogen, der am anderen Ende so aussieht, als wäre er abgeschnitten und würde tropfenweise auslaufen.

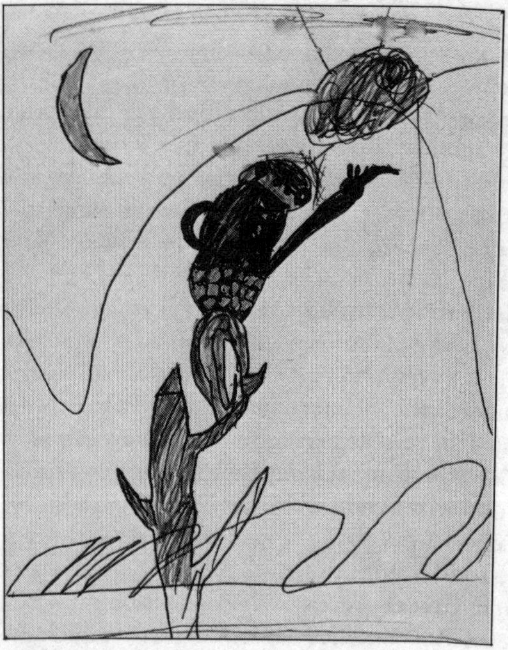

8. Mann auf Kaktus

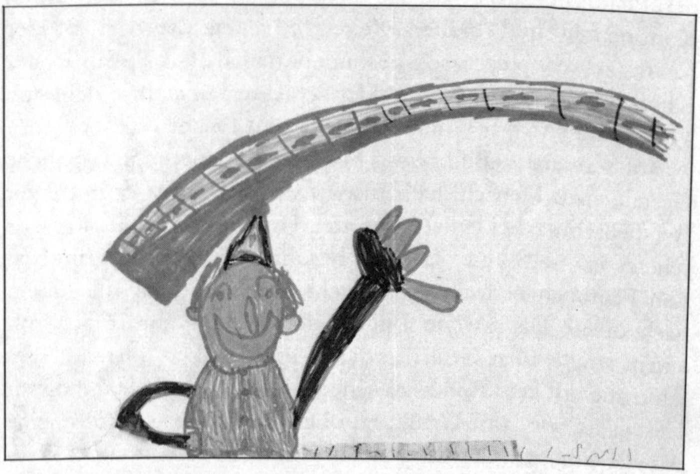

9. Mann mit Regenbogen

Der Charakter dieser Kommunikationen überschritt die Regeln des gewöhnlichen Alltages und berührte überirdische Dimensionen. Ob Ivan den Weg bereits ahnte, der seinem Bruder vorgezeichnet war? Der waghalsige Weg über den Kaktus hinauf zur Sonne und der Hinweis auf den Regenbogen legen solche Vermutungen nahe. Während er im ersten Bild auf halbem Wege zwischen Flammen und Sonne fast freischwebend hängenbleibt, spricht das zweite eher von einem gefundenen Frieden, ist doch der Regenbogen Symbol der Versöhnung mit Gott, in der Geschichte von Noah verbunden mit dem Wiederaufsetzen auf dem trockenen Boden. Nachdenklich stimmt nur, daß der Boden auf dem Bild fehlt, und daß der Regenbogen am anderen Ende abgeschnitten ist und »ausläuft«. In einem Brief (Abb. 10) dankte Stefan seinem Bruder Ivan für erhaltene Zeichnungen und bittet um weitere. Neben Stefans Unterschrift sehen wir die ganze Familie zeichnerisch dargestellt, die drei Brüder als Indianer, Cowboy und Wikinger, alle drei auf ihre Weise bewaffnet.

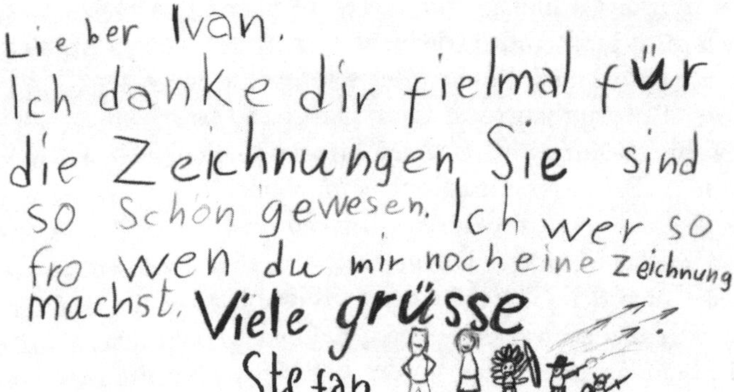
Lieber Ivan.
Ich danke dir fielmal für
die Zeichnungen Sie sind
so schön gewesen. Ich wer so
fro wen du mir noch eine Zeichnung
machst. Viele grüsse
Stefan

10. Brief vom Bruder
... Hinweis auf Ivans Zeichnung »Gruß aus dem Himmel« (Nr. 37)

Stefan lebte nur noch wenige Tage. Was Ivan in jenen Tagen und vor allem unmittelbar nach seines Bruders Tod erlebte, wissen wir nicht. Jedoch eine »Mitteilung« von seiner Seite blieb mir unvergeßlich: Nach Stefans Tod war Ivan von einem

Tag auf den anderen von seinem Bettnässen befreit. Dies gab mir einen Eindruck davon, wie Ivan die lange Krankheit des Bruders zuinnerst erlebt haben mußte, und zugleich einen Hinweis, welche Aussage-Kraft im Symptom des Bettnässens gelegen haben könnte:

Das Bettnässen war regelmäßig nur nachts aufgetreten, während Ivan tagsüber seiner regulären Blasenfunktion durchaus mächtig war. Um so mehr schien mir sein Bettnässen in die dunkle Sphäre des Unbewußten zu gehören, wie die Träume. Ich will deshalb versuchen, dieses nächtliche Geschehen wie einen Traum zu verstehen.

Manifestationen des Unbewußten haben oft einen kompensatorischen Wert, d.h. sie weisen die Aufmerksamkeit auf Inhalte, die vom Tagesbewußtsein allzusehr vernachlässigt werden, auf nicht gelebte Lebenskräfte. Während langer Zeit war Ivans Denken ganz auf die Krankheit des Bruders und sein drohendes Schicksal ausgerichtet. Seine Eltern hatten ihn und seine Brüder hierin bestärkt, auch mit einem Blick auf jenseitige Perspektiven. Der christliche Glaube war in dieser Familie eine starke Grundlage für dieses Denken. Die Orientierung nach oben geht eindrücklich aus Ivans zwei Bildern für Stefan hervor. Für einen Jungen, der sein ganz eigenes Hiersein auf dieser Erde aufbaut, war diese geistige Orientierung wohl zu einseitig. Schuf das Bettnässen hier ein Gegengewicht? Es betonte ja die »unteren Regionen« im mehrfachen Sinn des Wortes. Es »ging in die Hosen« beziehungsweise in den Pyjama und in die Matratze. Damit hatte das Bettnässen möglicherweise auch den Charakter eines »Blitzableiters« für Energien, die sich allzusehr in den oberen Regionen konzentriert hatten. Mit dem lästigen Symptom des Bettnässens brachte Ivan auch seine Eltern, besonders die Mutter, auf den Boden seiner kindlichen, irdischen Wirklichkeit. Mußte sie sich doch ihm und seinem Bett widmen, statt vollends in jenseitige Gedanken zu entrücken. Sein regressives Symptom erscheint sinnvoll auch insofern, als Ivan dadurch die Mutter und ihre Zuwendung zu sich rief.

So schmerzlich der Tod für die ganze Familie, besonders für die Eltern war, er brachte die lange vermißte Ruhe ins Haus.

Das Begleiten des sterbenden Kindes und das nicht nachlassende Hoffen und Bangen hatte die Eltern während Monaten in Atem gehalten. Nun war das vorbei. Die zwei kleinen Brüder rückten wieder deutlicher ins Blickfeld der Eltern. Die vier Hinterbliebenen kamen sich näher, um gemeinsam in einer Art Notgemeinschaft den Verlust zu tragen. Für Ivan wurde das Bettnässen überflüssig, zumindest vorübergehend.

In den Wochen nach Stefans Tod verbrachte ich einige Abende mit seinen Eltern, bei ihnen zu Hause. Nachdem sie durch Stefans Zeichnungen gelernt hatten, seine inneren Erfahrungen besser zu verstehen, vertieften wir uns in hunderte weiterer Bilder, die aus allen Ecken der Wohnung zum Vorschein kamen. Bei diesen Begegnungen, die manchmal bis spät in die Nacht dauerten, waren wir bewegt und betroffen vom Gehalt dieser Bilder (siehe Kapitel Leukämie).

Nach diesen Abenden vernahm ich von den Eltern jeweils, daß Ivan in der gleichen Nacht wieder in das Bett genäßt hatte. Das war mir ein Hinweis, wie Ivan unsere vertiefte Beschäftigung mit dem gestorbenen Bruder erlebt haben mußte: als eine erneute Hochspannung über ihm und als einen erneuten Entzug der elterlichen (gefühlsmäßigen) Nähe. Ich empfand es als eine Warnung. Da ich gelernt hatte, auf die Bilder der Kinder

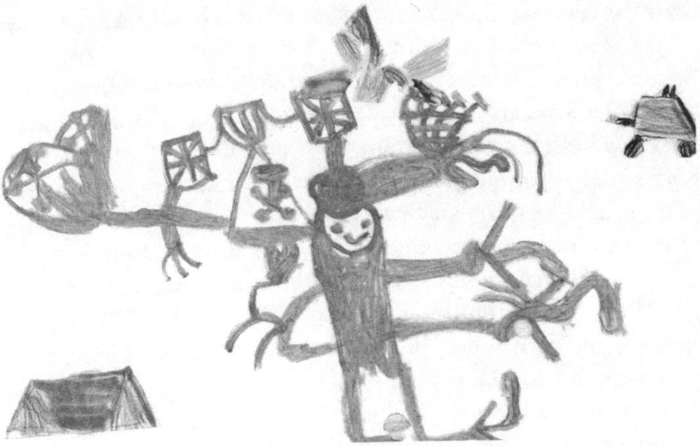

11. Kopfbeladener Mann

zu »hören« (siehe Kapitel »Leukämie«), und auch weil das Zeichnen bei diesen zwei Bildern eine zentrale Rolle spielte, bat ich sie, mir nochmals ein Bild zu malen. Sie gingen sehr gerne darauf ein, denn sie schätzten diese Form der Zuwendung.

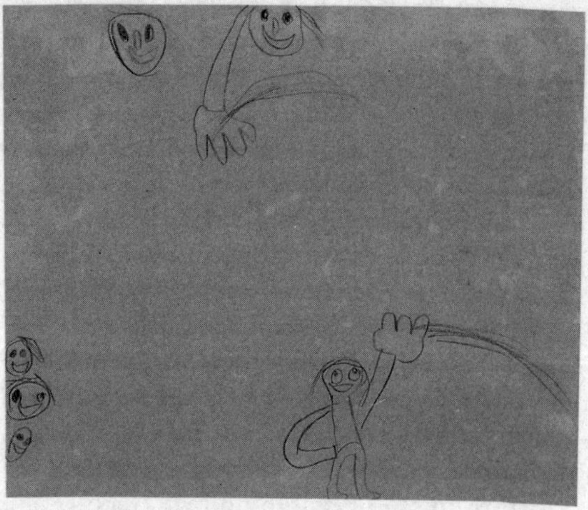

37. Ivans Zeichnung: Gruß aus dem Himmel

Ivan wählte – wie Stefan für sein letztes Bild – ein grünes Blatt (s. Abb. 37). Zuoberst malte er den Kopf vom »Lieben Gott«, daneben den Kopf von Stefan, seinem verstorbenen Bruder. Sich selbst zeichnete Ivan am unteren Bildrand mit einer (hier wieder!) übergroßen Hand, die dem Bruder hinauf in den »Himmel« winkt. Ganz links am Bildrand sieht man die Köpfe der übrigen Familienmitglieder. Die Zeichnung erinnerte mich einerseits an Stefans letztes Bild, das den Weg zum »Lieben Gott« vorzeichnete, anderseits an Ivans eigene zwei Bilder, in denen er mit dem noch lebenden Stefan kommuniziert hatte. Der Himmel, in seinen früheren Bildern von einer riesigen, heißen Sonne beherrscht, hatte nun ein Gesicht bekommen. Diese Darstellungsweise des Himmels entspricht einer echten religiösen Haltung, welche diesen Knaben von ihren Eltern vermittelt wurde. So erlebte Ivan seinen Bruder im Himmel in der liebevollen Obhut Gottes, wo er vollends glücklich sei. Diesen Glauben des Kindes pflegten die Eltern ganz bewußt.

Dieser Glaube hielt an, ebenso aber auch das Bettnässen. Der Leser möge mir bitte die Gegenüberstellung solch gegensätzlicher Größenordnungen verzeihen. Aber ich vermutete auch hier einen inneren Zusammenhang: eine einseitige Überbetonung der geistig-religiösen Seite forderte ein Gegenargument heraus, das Bettnässen. Das folgende Bild (Abb. 11) gab mir einige Rätsel auf. Ist es eine bildliche Darstellung des religiösen Überbaus, der ihn von oben her überfordert und von unten her vernachlässigt?

Etwas anderes beunruhigte die Eltern aber viel stärker: Ivan idolisierte den Bruder und den Himmel in einem Maße, daß er Versuche machte, auch »in den Himmel« zu kommen. Auf der Straße rannte er so »unachtsam« vor einem Auto vorbei, daß er fast überfahren worden wäre. Zur Mutter sagte er erklärend, er wolle ja gerne sterben, denn dann könne er seinen Bruder im Himmel wiedersehen. Unter den zahllosen Bildern, die Ivan zeichnete, fanden sich viele, in denen es wieder lichterloh brannte. In anderen Bildern waren Gestalten wieder wie zwischen Himmel und Erde aufgehängt. Tief verdüsterte Bilder wiesen auf eine zunehmend depressive Entwicklung hin. Später vertrauten die Eltern mir Ivan zur Psychotherapie an. Er war inzwischen acht Jahre alt.

Zunächst einiges zur Geschichte der Familie. Die Mutter stammt aus Spanien, wo ihr Mann sie in seinen Ferien kennengelernt hatte. Während sie eine gemütvolle warme Ausstrahlung besaß, wirkte er zunächst eher drahtig und asketisch. Sie selbst war als Kind Bettnässerin gewesen, bis sie zwölf Jahre alt war. Es war ihr wie ein Alptraum, wenn sie daran dachte, wie sie damals als Kind von den Eltern beschimpft und bestraft worden war. Sogar ihren Wunschberuf, Lehrerin, hatte man ihr wegen des Bettnässens frühzeitig ausgeredet.

Ivan kam als dritter von drei Knaben in Pakistan zur Welt, wo die Familie wegen der Auslandstätigkeit des Vaters damals wohnte. Der Vater hatte sich als drittes Kind ein Mädchen gewünscht, die Mutter war aber glücklich mit den drei Söhnen. Nur litt sie damals sehr an Rückenschmerzen. Gestillt habe sie ihn nicht, nachdem sie schon bei den anderen Kindern nicht zum Stillen ermutigt worden war. Sie solle aus Vernunft lieber aufs Stillen verzichten, hatte man ihr gesagt. Heute bereut sie sehr, dieser »Vernunft« gefolgt zu sein. Schon im Wochenbett hatte Ivan eine hartnäckige ekzematische Hautrötung. Vermutlich wurde diese durch künstliche Milchprodukte hervorgerufen, die Mutter führte sie damals auf das heiße Klima in Pakistan zurück. Der größte, Stefan, sei damals vor Eifersucht fast gestorben. Ivan sei ein ganz häßliches Baby gewesen und habe viel geweint.

Im weiteren habe sich Ivan aber glücklich entwickelt und sei ein lebendiges und humorvolles Kind geworden. Aufgefallen ist der Mutter, daß er es gehaßt habe, zu sitzen, er sei entweder herumgetollt oder am Boden gelegen. Er sei auch heute noch immer ein liebes angenehmes Kind, das den Ausgleich suche, wenn Spannungen bestünden. Während der letzten Jahre, ungefähr seit Stefans Tod, werde Ivan nachts in seinen Träumen von bösen Gespenstern verfolgt, tags leide er an Bauchweh und Kopfweh und beiße unentwegt an seinen Fingernägeln. Er rede viel von seinem Bruder im Himmel.

In unserer Therapie wurden Ivan und ich schnell »warm« miteinander, denn er kannte mich schon von den Begegnungen im Spital und meinen Besuchen bei ihm zu Hause. So freute er sich auf die Stunden, in denen er alleine die ganze Aufmerksamkeit erhielt, die ich früher seinem Bruder und später seinen Eltern gegeben hatte. Die Therapie war kurz, sie erstreckte sich nur über etwa vier Monate.

Zunächst erwartete er von mir als Arzt, daß ich auf seine konkreten Beschwerden einging, die er mir darbot. Wir staunten beide, wie schnell seine Kopfschmerzen dahinschmolzen, wenn ich meine Handfläche auf seine Stirne legte. Und die Bauchschmerzen »vergaß« er, sobald er sich ins Spielen und Malen vertiefte.

Die Entwicklungen während dieser Zeit will ich mit folgenden Mitteilungen des Kindes veranschaulichen:

Zwei Träume (aus der gleichen Nacht vom 3./4. 2. 1977) schienen mir einen besonders wertvollen Einblick in seine geheimen Motive zu geben:

»Mein Bruder Nick und zwei seiner Freunde stehen in einer Badewanne. Ich stehe in einiger Entfernung. Einer der Freunde geht aus dem Bad heraus und fällt dann in ein heißes Kissen. Der andere Freund und ich kommen hinzu und retten ihn heraus aus dem heißen Kissen.«

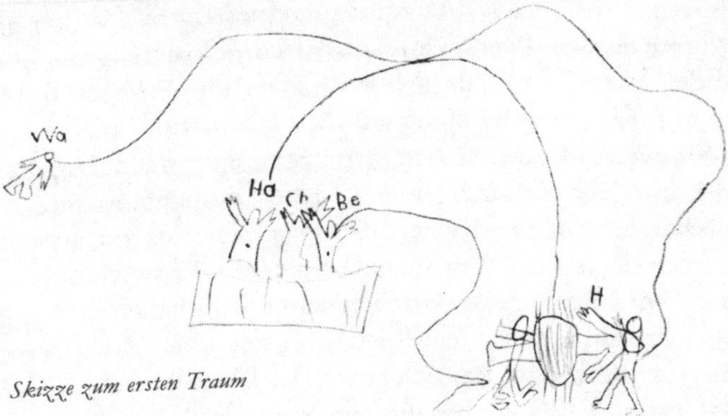

12. Skizze zum ersten Traum

»Ich stehe auf einem Berg, eine Schlange will mich fressen. Unten am Berg ist Papi, ich renne herunter zu ihm, die Schlange hinter mir her. Papi gibt mir ein Kraut, das soll ich der Schlange geben. Diese geht dann weg in ihre Hütte.«

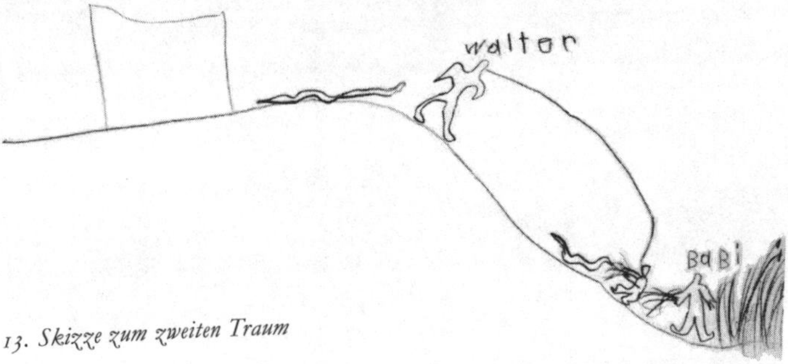

13. Skizze zum zweiten Traum

Beide Träume führen in eine Notsituation, aus der man mit gemeinsamer Anstrengung wieder herausfindet. Im ersten Traum sieht es zunächst behaglich aus, wie die drei Freunde in der Badewanne stehen, warm und geborgen wie im Mutterleib. Der älteste nun verläßt diesen Schutz, »fällt« aber in das »heiße Kissen«, was wohl ein Rückfall ist für einen, der sich in der kühlen Außenluft zurechtfinden soll. Jedenfalls muß ihm geholfen werden. Ivan, der Träumer und Bettnässer, ist an dieser Aktion beteiligt. Das »heiße Kissen« – besonders in seiner erklärenden Skizze dazu – ähnelte einem Windelpack (das Ivan sich nachts sicherheitshalber umlegen mußte, um das Bett nicht zu durchnässen). Die Wärme des frisch gelösten Urins in der Windel war ihm jeweils behaglich, fast ein Lustgefühl. Der Traum fordert zur Befreiung aus dieser Situation auf.

Der zweite Traum könnte demgegenüber einen Fortschritt bedeuten: Der Träumer steht in einer gespannten Situation zwischen Schlange und Vater, also zwei Gegensätzen, zwischen denen er sich seinen Weg sucht. Ist hier der Entwicklungsweg des wachsenden Kindes zwischen dem mütterlichen und väterlichen Prinzip angedeutet? Rüstet ihn das vom Vater vermittelte Bewußtsein aus, um sich gegen das Urmütterliche, Boden- und Instinkthafte zu behaupten? Nun wird im Traum die Schlange keineswegs vergiftet oder vernichtet, sondern sie bleibt erhalten, geht in ihre »Hütte«. Auf die Mutter-Wärme und regressive Lust muß ja auch nicht völlig verzichtet werden. Auf das rechte Maß kommt es an.

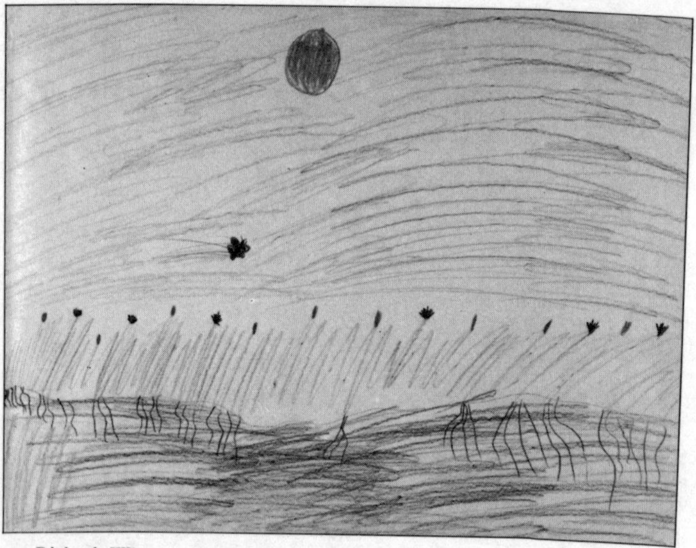

14. Blühende Wiese

Nachdem Ivan diese Träume erzählt, sie zur Illustration im Sandkasten aufgebaut und dazu noch auf Papier gezeichnet hatte (Abb. 12 u. 13), malte er ein farbiges Bild (Abb. 14), das – wohl als eine Vorausschau – einen Ausgleich der bisher gegeneinander wirkenden Kräfte andeutete. Er zeichnete eine blühende Wiese, zuoberst eine hellgelbe Sonne, dazwischen einen Schmetterling. Am meisten fielen mir die schwarzen Wurzeln auf, mit denen er die Wiesenblumen versah, als wäre der Erdboden im Querschnitt zu sehen. Diese Wurzeln waren mir bei ihm um so willkommener, als seine Gedanken und Phantasien ja lange allzu sehr nach oben ins Geistige ausgerichtet waren. Es rief bei ihm geradezu nach Verwurzelung in den Boden.

In die nächste Stunde kam Ivan ohne einen Traum, wie er spontan bedauernd mitteilte. Statt dessen erzählte er mir einen Traum, den seine Mutter gehabt hatte, und dann malte er ein Bild (Abb. 15) von ganz besonderer Skurrilität. Da es einen Hinweis zu geben scheint auf die Herkunft seines Nässens, soll hier kurz darauf eingegangen werden: Er beschrieb auf seinem Bild einen »Wolkenmann, der andere Wolken wegbläst«. Wenn er blase, gebe es Regen und Wind. Sein Gesicht sei ganz wütend, weil die Sonne scheine. Denn er wolle der Chef sein. Die Sonne sei sein Feind, die kleinen Wolken auch. Ivan ergänzt dazu, er selbst sei der Freund der kleinen Wolken (es sind acht, wie sein Alter in Jahren) und der Sonne. Demnach wäre dieser »Wolkenmann« Ivans Feind; zugleich wohl aber eine innere Gegenkraft in ihm, denn es handelt sich ja um seine eigene Zeichnung, die wir insgesamt wie eine Selbstdarstellung betrachten können. Was in Ivan ist so wütend wie der böse »Wolkenmann«? Diese Wut muß eine schwer faßbare Gestalt sein, wenn man sie in der zeichnerischen Darstellung betrachtet: ein wellig konturiertes schwebendes Gebilde mit einem Hut, der aussieht wie ein Baby-Schnuller. Die Wut richtet sich nach Ivans eigener Beschreibung gegen zwei gegensätzliche Seiten: gegen die Wolken einerseits und gegen die Sonne andererseits. Von beiden Seiten fühlt er sich in seiner Autonomie bedrängt, dann bläst er, und es gibt Regen und Wind. Ivans bewußtes Ich stellt sich gegen diese Wut, er will mit beiden Seiten Freund sein. Er läßt den wütenden »Wind« nicht heraus, kann aber dennoch nicht verhindern, daß in der Dunkelheit der Nacht, wenn das Ich schläft, sich der »Regen« löst, daß sich also seine Wut auf Umwegen doch noch entlädt. Was sich am Tage unter der Regie des Bewußtseins noch zurückhalten ließ, suchte sich in der nächtlichen Inkontinenz sein Ventil in die Freiheit. Es bleibt nun noch zu erraten, wer in Ivans Bild die »Sonne« und wer die »Wolken« waren, zwei gegensätzliche Größen also. Vielleicht sind es die Eltern: der Vater rational und sonnen-klar, die Mutter weich und bewegt wie die Wolken, beide aber hoch oben im »Himmel«? Oder sind es die hohen Ideale, mit denen er sich bewußt identifiziert, und die Welt der Gefühle, die er ins Unbewußte verdrängt? An weiteren Gegensätzen und Quellen der Spannung fehlte es in Ivans Leben nicht.

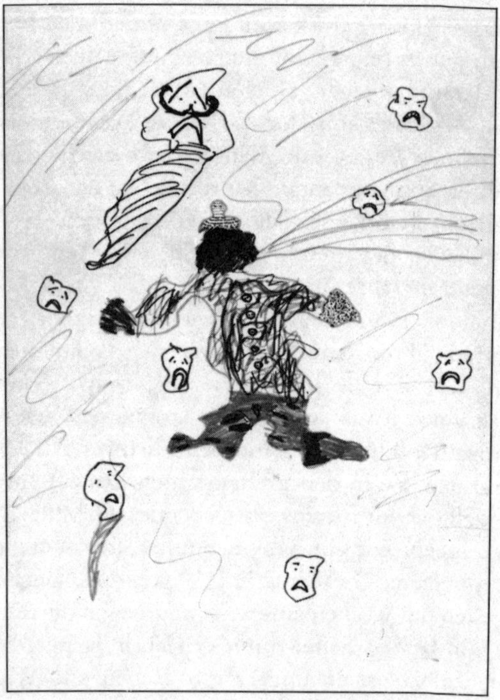

15. Der böse »Wolkenmann«

In der gleichen Stunde kritzelte Ivan mit einem spitzen Kugelschreiber eine »Fahrrad-Rennbahn« (Abb. 16), die sich vom Start bis zum Ziel wie ein Schlauch hinzieht. Während er oben rechts etwas zeichnete, fragt er mich verschmitzt: »Rat', was das wird!« Es wurde eine Sonne mit welligen Strahlen. »Rate, welcher Rennfahrer ich bin!« Es ist der ganz vorne. Nick, sein Bruder, sei der zweite. »Schaffst du es bis zum Ziel?« fragte ich ihn. »Vielleicht. Es gibt da noch eine Schanze und einen Bach zu überspringen.« Wenn man hineinfalle, habe man verloren. Dann gibt es noch Nägel, zwischen denen man hindurchkommen muß. Viele Jahre später betrachtete er noch einmal das Bild und wies bedeutungsvoll auf das Ziel des Rennens hin: »Aha, ganz nah bei der Sonne!« Wenn man diese Rennstrecke als eine Darstellung seines Lebensweges anschauen will, dann hätte er soeben eine wichtige Hürde genommen, indem er unbeschadet den Bach übersprungen hätte, und das (vorläufige) Ziel wäre bald erreicht. Die verbleibende Wegstrecke ist zugleich eine Verbindung zwischen den Gegensätzen, die in früheren Bildern so unüberwindlich schienen: Wasser und

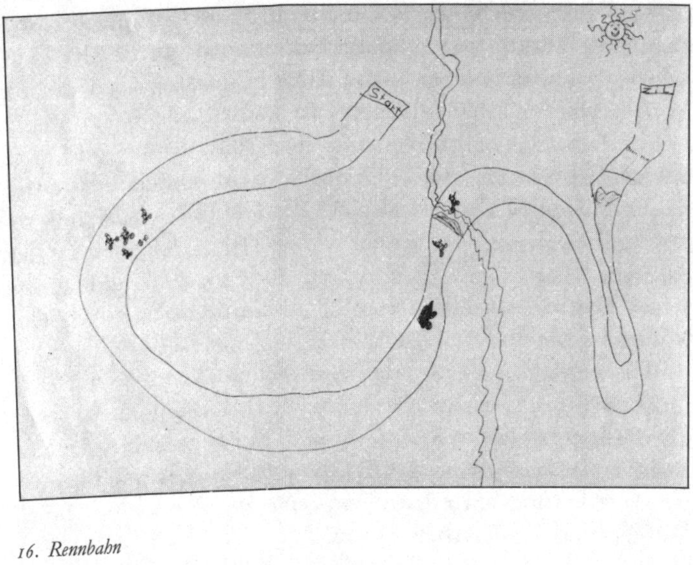

16. Rennbahn

Feuer. Seine Sonnen-Darstellung selbst enthält möglicherweise das wässrige Element in seinen welligen Strahlen.

Nach wenigen Wochen hatte Ivan seine alte Heiterkeit wiedergefunden und gedieh zu Hause wie in der Schule erfreulich, wenn er auch letztere nicht allzu ernst nahm. Seine Eltern beklagten nun eher seine Unbekümmertheit. Sein Bettnässen blieb unbeeinflußt, im Gegenteil, er näßte hie und da sogar am Tage ein wenig ein. Dennoch konnte ich mich nicht für eine lange und tiefgreifende analytische Therapie bei ihm entschließen. Es ging ihm einfach zu gut, als daß er für eine vertiefende Arbeit zu gewinnen gewesen wäre.

Neben den Spiel-, Mal- und Traumstunden mit Ivan sprach ich immerwieder auch mit der Mutter, die mit Ivan tief und eng verbunden schien. Je trauriger ihre Stimmung war, desto mehr näßte er sein Bett bzw. umgekehrt. Nicht daß ich hier einen ursächlichen Zusammenhang in der einen oder anderen Richtung bewiesen sah, aber die Parallelität der beiden Phänomene beeindruckte mich. Die Mutter nutzte die Gespräche, um tiefen eigenen Schmerz bei mir abzuladen. Als Spanierin fühlte sie sich fremd und kalt in diesem Land. Auch empfand sie ihren Mann so gegensätzlich, er sei immer so perfekt, ausgeglichen und gescheit, aber in der Wahrnehmung von Gefühlen versage er, nicht einmal so konkrete Sensationen wie Kälte oder Wärme könne er unterscheiden. Am schlimmsten seien aber die Verlassenheitsgefühle, die über sie kämen, wenn sie an die letzten Lebenstage von Stefan in der Klinik denken müsse, an dessen Bett sie bis zuletzt gewacht hatte. Unterstützt durch mehrere Träume konnte sie viele alte Gefühle wieder hervorholen, die sie, besonders seit Stefans Tod, so tapfer in sich eingesperrt hatte. Es schien mir am Ende so, als hätte Ivan mit seiner Harnblase stellvertretend – und erfolgreich – für seine Mutter »geweint«.

Wir wurden uns einig, daß eine weitere Therapie mit Ivan nicht mehr nötig sei, auch wenn meine Bemühung im Hinblick auf das Bettnässen ein Mißerfolg war. Zur Familie hielt ich den Kontakt aufrecht, denn der Tod von Stefan war noch keineswegs verkraftet, jeder hatte auf seine Weise noch ein Stück Verlust- und Trauerarbeit zu tun.

Bei meinen Besuchen fragte ich auch gelegentlich diskret nach dem Bettnässen. Eines Tages war es vorbei. Was endlich gewirkt zu haben schien, war eine Fußreflexzonen-Massage, insbesondere seit die Mutter diese Massage – nach vorheriger Anleitung – selber ausführte.

Kürzlich, 15 Jahre nach Stefans Tod, traf ich Ivan wieder. Die damalige Trauer um den Bruder, der Lebensüberdruß und die Peinlichkeiten um das Bettnässen sind heute verflogen. Über seine damaligen Äußerungen, Bilder und Träume wundert er sich belustigt. Noch wohnt er, als einziger, zu Hause bei seinen Eltern. Er ist ein menschen- und weltoffener junger Mann geworden, kritisch engagiert für Unterprivilegierte und für das Wohl der gefährdeten Umwelt. Nebenbei erlernt er einen graphischen Beruf, hat Freunde und genießt das Leben.

Diskussion

Das kindliche Bettnässen ist häufig. Es darf nicht in jedem Falle als eine seelische Ausdrucksform verstanden werden. Besonders bei der primären Form des Nässens (das heißt wenn ein Kind überhaupt nie trocken war) wird der Kinderarzt auch an das Vorliegen einer (allerdings seltenen) anatomischen Fehlbildung denken, die eine gezielte Behandlung erfordern würde. Neben dem Bettnässen (Enuresis nocturna) gibt es auch das seltenere Einnässen am Tage (Enuresis diurna).

Die zugrundeliegenden Ursachen und die tiefere Bedeutung sind besonders schwer zu begreifen. Das Symptom tritt nach eigenen, eigentümlichen Gesetzmäßigkeiten auf, und verschwindet häufig gerade dann, wenn man es am wenigsten erwartet hätte. In Ivans Geschichte habe ich versucht, mich an die möglichen Bedeutungen dieses Symptoms heranzutasten. Zusammenfassend ergeben sich folgende Spuren: Das Bettnässen ist ein Rückschritt in die Geborgenheit des Babys, das die Pflege und Nähe der Mutter braucht. Es drückt Gefühle aus, »ungeweinte Tränen«, die keinen anderen »Ausgang« finden. Es dient als »Ventil« und als »Blitzableiter« für angestaute

Energien. Das Nässen hat vermutlich auch einen aggressiven Aspekt: Meine Mutter soll zusehen, wie sie mit meinem nassen Bett zurechtkommt!

Kann das Bettnässen als »sinnvoll« betrachtet werden? Bringt es das Kind irgendeinem Ziel näher? Am Beispiel von Ivan konnte gezeigt werden, daß gerade die Last dieses Symptoms zweierlei bewirkte: Erstens, die Mutter kümmerte sich auf neue Weise körper- und instinkthaft um Ivan und seine Bedürfnisse, bis hin zur Fußmassage, welche am Ende die entscheidende Hilfe gegen das Bettnässen zu sein schien. Zweitens, die Mutter sah sich veranlaßt, ihre eigenen zurückgehaltenen Gefühle »fließen« zu lassen.

Diese Beobachtungen ermutigten mich, »Störungen« bei Kindern, seien sie noch so »körperlich«, zunächst als sinnvoll und als (unbewußte) »Absicht« ernst zu nehmen. Aus der Perspektive des Danach kann man oft staunen, wie wertvoll »Störungen« sein können, wenn ihre verwandelnde Kraft Gelegenheit erhält, sich zu entfalten. Hierin scheint mir die eigentliche Aufgabe des Arztes zu liegen, dem diese Störungen anvertraut werden: den Eltern zu helfen, das Problem ihres Kindes anzunehmen, auch wenn diese vielleicht den Auftrag gaben, es zu entfernen. Denn das Problem ist ein Teil ihres Kindes, ein Ausdruck ihres Kindes. Das Problem annehmen, heißt dann: sich des Kindes annehmen, insbesondere des vernachlässigten Aspektes im Kinde, welches durch die Störung auf sich aufmerksam zu machen sucht.

Florian: Angina

Die Lebens- und Krankheitsgeschichte von Florian soll hier nur in groben Zügen nachgezeichnet werden. Denn seine Krankheit war nicht zentral und wesentlich für sein Leben, sagte aber dennoch in einem wichtigen Augenblick seines Lebens etwas über ihn aus.

Florian ist ein Einzelkind. Er lebt alleine mit seiner Mutter, die sich vor eineinhalb Jahren von Florians Vater nach siebenjähriger Freundschaft getrennt hatte. Die Vorgeschichte der Mutter und ihrer Familie muß zum besseren Verständnis der Frau vorausgeschickt werden. Sie ihrerseits kommt aus Deutschland, ist einziges Kind eines Grafikers, ihre Mutter, eine gelernte Pianistin, und deren Familie waren in den Kriegswirren aus Königsberg nach dem Westen geflohen. Schon früh kam es zur Scheidung, als Florians Mutter erst zweijährig war. Diese wurde für einige Jahre einer Tante überlassen und kam dann mit sechs Jahren zur Mutter, nachdem diese sich wiederverheiratet und einen Sohn geboren hatte. Der Stiefvater hatte weder das Mädchen noch seinen eigenen Sohn richtig akzeptiert. Diese zweite Ehe wurde wieder geschieden, als das Mädchen elf Jahre alt war. Ihrem Halbbruder (damals fünf Jahre alt) war das so nahe gegangen, daß er extrem abmagerte und sich später als Erwachsener sterilisieren ließ, um keine Kinder haben zu müssen.

Trotz dieser tristen Verhältnisse gelang der Mutter eine blendende Schulkarriere, sie studierte Französisch und Geschichte und wurde eine erfolgreiche Journalistin und attraktive Frau. Schon während ihres Studiums kam sie in die Schweiz, wo sie bald einen Lehrer heiratete, einen »lieben«, weichen Menschen, der sich nie zu seinem Abschlußexamen entschließen konnte. Diese Ehe war im Erleben der Frau eine »Kinderehe«, ging nach sieben Jahren kinderlos auseinander und wurde durch die ebenfalls siebenjährige Beziehung mit Florians Vater abgelöst.

Dieser ist Ingenieur, stand aber während der ganzen Zeit des Zusammenlebens in einem Zweitstudium. Der neuerlichen Trennung gingen viele Monate der Anspannung voraus. Seit der Trennung ist der Vater als Ingenieur tätig und sieht sein Kind regelmäßig fürs Wochenende.

Von dieser trennungsreichen Vorgeschichte berichtet die Mutter mit erstaunlich friedfertiger Gelassenheit, obwohl die letzte Trennung erst anderthalb Jahre zurückliegt und von ihr keineswegs gewollt war. Ihr Beruf bedeutet ihr viel und hilft ihr sicher, das Erlebte zu verkraften, vielleicht auch zu kompensieren. In einer eigenen tiefenpsychologischen Analyse scheint sie inzwischen so etwas wie einen Frieden mit sich und der Welt gefunden zu haben. Sie mußte sich mit der für sie so schmerzlichen Tatsache versöhnen, daß sie ihrem Kind eine Situation bot, von der ihre eigene Jugend so überschattet worden war. Dabei war sie doch so entschlossen, ihrem Kind mehr Geborgenheit zu bieten, als sie selbst früher erfahren konnte. In ihren Partner-Beziehungen sah sie, daß auch sie zum Scheitern beitrug, indem sie ihr altes verletztes Vaterbild auf ihre Partner übertrug.

Die eigene Lebensgeschichte des Knaben weist sonst nur wenige besondere Merkmale auf: Wegen einer Steißlage mußte er durch einen Kaiserschnitt entbunden werden. Für die Mutter war das eine große Enttäuschung, sie fühlte sich sozusagen dieser Geburt beraubt. Der Vater war dafür bei der Geburt anwesend und hat das Kind gebadet. Während drei bis vier Monaten konnte die Mutter das Kind stillen, dann nahm sie wieder ihre Arbeit als Journalistin auf, die sie im wesentlichen zu Hause verrichten konnte. Anfangs nahm sich der Vater geradezu mütterlich des Kindes an, später kam stundenweise eine Tagesmutter zur Ablösung. Florian war immer ein sehr zärtliches, anschmiegsames Kind, spielte ansonsten aber gerne stundenlang alleine für sich. Mit drei Jahren kam er in eine Kinderkrippe. Damals schon kam es in der Beziehung der Eltern zu großen Spannungen, bis diese sich, als Florian vier Jahre alt war, ganz trennten.

Zum gleichen Zeitpunkt fingen Florians Halsentzündungen an. Immer wieder mußte er zum Kinderarzt, immer wieder mußte er wegen einer eitrigen Angina Antibiotika schlucken, die er schlecht vertrug, teils erbrach er sie, teils bereiteten sie ihm Bauchweh. Die Halsentzündungen häuften sich zusehends, anfangs nur alle acht, dann alle drei Wochen. Die Mutter erlebte diese Zustände ihres Sohnes als beklemmend: Es war, als hätte er einen Kloß im Hals, zeitweise konnte er überhaupt nicht mehr sprechen und war insgesamt »dezimiert«. Die Anginen waren mit hohem Fieber verbunden. Einmal während der Ferien im Ausland zog die Mutter einen homöopathischen Arzt zu Rate, dessen Mittel halfen aber nichts, die Entzündung wurde noch massiver. Eine Vergrößerung von Lymphknoten deutete darauf hin, daß sich die Entzündung im Körper bedrohlich ausbreitete. Eine Behandlung zur Steigerung der Infekt-Abwehr wurde versucht. Nach langem Ringen schließlich entschloß sich die Mutter, zusammen mit einem Hals-Nasen-Ohren-Arzt und gegen den Willen des Vaters, zu einer operativen Entfernung der fast ständig entzündeten Mandeln.

Nach der Operation (vor vier Monaten) erlebte die Mutter ihr Kind deutlich verändert: Es schien ihr, als ob durch den Eingriff nicht nur die Mandeln, sondern auch der »Kloß« im Hals entfernt worden sei. Florian kann seither seine Wünsche offen und deutlich wie noch nie äußern. Zum Beispiel sagt er nun mit Entschiedenheit: »Ich will zum Papi!« oder: »Ich will, daß ihr wieder heiratet, sonst heirate ich den Papi!« Oder einfach: »Ich bin so traurig, daß ihr nicht mehr zusammen seid!«, um dann getrost wieder zu seiner Tagesordnung überzugehen. Rückblickend bekam sie eine Ahnung von der Bedeutung des »Kloßes«, der sich in seinem Hals so lange festgesetzt hatte: der Ruf nach dem Vater war ihm sozusagen im Hals steckengeblieben, tat ihm weh, machte ihn sprachlos und hinderte ihn, zu schlucken. Bis zu dieser Operation hatte er nie ein Wort über die traurige Trennung oder über die Beziehung der Eltern sagen können. Insgesamt hatte die Mutter den Eindruck, daß Florian während der Zeit der gehäuften Anginen überraschend größer geworden war, nicht nur körperlich, sondern auch in seiner geistigen Entwicklung. Ich erhielt von Florian eine Zeichnung, die kurz nach der Operation entstanden sein muß. Sie zeigt einen »Mond mit Tag- und Nachtseite«: ein riesiges kugeliges Gebilde, zur Hälfte schwarz, zur Hälfte vom ganzen Spektrum der Regenbogenfarben ausgefüllt. Neben dem auffälligen Schwarz (zumal für dieses kleine Kind) wirkt der Regenbogen im Mond wie eine Befreiung, eine Hoffnung. Er scheint aus dem schwarzen Teil des Mondes wie ein Füllhorn herauszuwachsen. Der Mond (Luna) ist seinem Charakter nach im Allgemeinen dem Weiblichen und Mütterlichen nahe. Ist dieses Bild eine besondere Mitteilung für die Mutter? Oder beschreibt es seine tiefe, gefühlsmäßige Verbundenheit mit der Mutter, in Trauer wie in Hoffnung?

Die Mutter selbst wurde mit sieben Jahren an ihren Mandeln operiert und hatte seither nichts mehr mit ihnen zu tun. Erst kürzlich, wenige Wochen nach Florians erfolgreicher Operation, bekam sie wieder einen glühend heißen und roten Hals, die Mandeln waren offenbar nachgewachsen und von neuem entzündet! Die wundersame Heilung ihres Sohnes noch vor Augen, erkannte sie in jener Neujahrsnacht, daß auch sie noch um die Beziehung zu Florians Vater trauerte, von dem sie gefühlsmäßig immer noch nicht ganz gelöst war. Endlich erlaubte sie sich diese Trauer, die sie bis jetzt dem Kind überlassen hatte. Ihr brennender Hals gab ihr Anlaß, auch einmal sich selbst zu pflegen, was während langer Zeiten – teils wegen ihrer Mutterpflichten, teils bei ihrem intensiven beruflichen Einsatz – nicht möglich gewesen war. Nachdem sie den angestauten Gefühlen ihren Lauf gelassen hatte, konnte sie sich bald von diesen verabschieden. In einem bildlichen Sinne des Wortes konnte auch sie einen Schritt machen, ohne daß ein operativer Schnitt (der Mandeln) notwendig geworden wäre. Sie erholte sich schnell von ihrer Angina.

Diskussion

Bei kleinen Kindern ist eine Infektion im Rachenbereich (durch Viren oder Bakterien) häufig, meist ausgehend von den sogenannten Rachenmandeln, die man von außen nicht sieht, und übergehend auf den gesamten Rachen. Die entzündeten Gaumenmandeln (Tonsillitis, Angina) sieht man bei starker Öffnung des Mundes beidseitig der Zungenwurzel als rote Polster, die so groß werden können, daß das Schlucken mechanisch (und durch die Schmerzen) behindert ist. Das Fieber kann sehr hoch ansteigen. Oft wandern die Eiter-Erreger über die Ohrtrompete weiter und rufen eine Mittelohrentzündung hervor. Eine Angina erfordert eine sorgfältige Pflege, um solche oder noch schwerere Komplikationen zu verhüten. Nicht in jedem Falle ist eine Abschirmung mit Penicillin (auf »Nummer sicher«) notwendig. Chronisch entzündete und behinderte Atemwege scheinen bei vielen Kindern mit einer Verzögerung der allgemeinen Entwicklung einherzugehen. Dies war mit ein Grund, warum bis vor kurzem bei wiederholter Angina kurzer Prozeß (mit dem chirurgischen Messer) gemacht wurde. Heute ist man allgemein mit der Operation der Gaumenmandeln (Tonsillektomie) zurückhaltender geworden. Viele Kinderärzte halten den Mandeln zugute, daß sie vielleicht doch auch ihre Bedeutung für die Gesundheit des Kindes haben, zum Beispiel für ihre Infektabwehr im Bereich dieser Eintrittspforte zu den Atemwegen (immunologische Barriere), und deshalb nicht schon wegen einer »Missetat« geköpft werden sollen. »In dubio pro reo« (Im Zweifel für den Angeklagten).

Die Betrachtungen über Racheninfektionen möchte ich ausweiten in bezug auf Infektionskrankheiten der Kinder überhaupt. Infektion ist Auseinandersetzung des Organismus mit Mikroorganismen. Als wesentliche hierbei beteiligte Faktoren sind bekannt:

1. die Erreger (Viren, Bakterien, Pilze),
2. die Ansteckung, die sich je nach Erreger auf typische Weise und in typischem Alter des Kindes verbreitet (Epidemiologie), und
3. die Abwehrlage (Immunität), die je nach Kind und auch beim gleichen Kind je nach Situation ganz verschieden sein kann. Die Immunität wird zum Teil bei der Geburt übertragen, zum Teil später erst erworben, vor allem durch überstandene Infekte.

Zwischen diesen natürlich gegebenen Faktoren gibt es ein natürliches Gleichgewicht, welches allerdings durch Zivilisation und Wissenschaft immer wieder verschoben wird und sich neu einstellt. Mir scheint Vorsicht geboten bei jedem künstlichen Eingriff in diese Gleichgewichte, sei er auch noch so wissenschaftlich begründet. Die gesamte Schöpfung, welche ja auch die Mikroorganismen einschließt, ist für uns auch heute noch ziemlich undurchsichtig, besonders, was die komplexen Zusammenhänge betrifft. Ähnlich wie gegenüber der geplagten Umwelt müssen wir auch beim menschlichen Organismus diese fein abgestimmten Gleichgewichte respektieren, wenn wir verhüten wollen, daß die Natur »zurückschlägt«. Unsere hochdifferenzierten Wissenschaften haben bis heute schier Unmögliches möglich gemacht. Um den Glauben an die Machbarkeit und die Macht der menschlichen Intelligenz in menschlichen Grenzen zu halten, bedarf es einer Hochachtung vor der seit Urzeiten gewachsenen Schöpfung und der darinnen enthaltenen Weisheit.

Was uns bei der psychosomatischen Betrachtung der Infektionskrankheiten besonders interessiert, ist die Abwehrlage. Diese ist einerseits durch bestimmte Faktoren gegeben, die durch Labor-Untersuchungen objektiviert werden können. Andererseits spielen auch Faktoren mit, die wenig bekannt sind.

Wissenschaftlich anerkannt ist die Bedeutung der Infekte als Stärkung der Abwehr: Die erworbene spezifische Immunität verhindert eine zweite Erkrankung an der gleichen Kinderkrankheit. Darüber hinaus stärkt jeder überstandene Infekt die unspezifische Immunität, das heißt die allgemeine Resistenz gegen Infekte. »Was mich nicht umbringt, macht mich stärker«: Diese Erkenntnis von Friedrich Nietzsche könnte auch auf das Abwehrsystem des Organismus angewandt werden. Einer Neigung zu bestimmten Infektionen liegt in den allerseltensten Fällen ein erkennbarer Defekt im Immun-System zugrunde. Auch kann man sich wundern, warum dieses Kind an diesem und jenes an jenem Infekt erkrankt. Warum wird das eine Kind trotz Kontakt nicht angesteckt, das andere aber wohl? Es scheint so etwas wie eine Bereitschaft zu einer Infektion zu geben.

Wenig akzeptiert wird von der heutigen Kindermedizin der Gedanke, daß Infektionen, Krankheiten überhaupt, ihren Sinn und ihren Wert haben für das Kind und seine Entfaltung. Bei Florian hat die Mutter beobachtet, daß er während der Zeit seiner häufigen Anginen zwar reduziert war, insgesamt aber einen großen Schritt nach vorne gemacht hat. Diese Erfahrung wird regelmäßig bestätigt. Besonders nach überstandenen Kinderkrankheiten (Masern, Röteln, Windpocken, Keuchhusten, Mumps) staunen Eltern über den Wachstums- und Entwicklungsschub ihrer Kinder. Ich erlebe viele Krankheiten der Kinder wie ein Eintauchen in einen Urzustand, aus welchem sie Energien für ihre Entwicklung schöpfen, eine »schöpferische Pause« könnte man sagen.

Darüber hinaus dürfen wir je nach betroffenem Organ auf die spezifische Aussage, die »Organsprache«, aufmerksam sein. Am Beispiel von Florians Angina: Sein Kranksein war eine Aussage, deren Kraft sich mit zunehmender Erkrankung zuspitzte. Der Rachen ist unter anderem der Bereich der Sprache, des Schluckens und vielleicht auch des Schluchzens und des erstickten Schreis. Dort zeigte sich eine Blockierung und Stauung von Energie an, indem dieser Bereich heiß und rot wurde. Was im Besonderen war dort angestaut? Erlauben Sie hier meine freischöpfende Phantasie: Es waren unausgesprochene Worte, ungeweinte Tränen, unschluckbare Erlebnisse. Die Entscheidung zur Mandeloperation fiel keineswegs leichtfertig, sie war herangereift, ebenso wie die Aufmerksamkeit der Mutter für die in der Angina verborgenen Aussagen. Die Frucht war reif, ein Schnitt war fällig, nicht nur chirurgisch, sondern auch in der Verarbeitung der vergangenen Erlebnisse. Der chirurgische Schnitt markierte und unterstützte den lebensgeschichtlichen Schnitt. So war der Schnitt im doppelten Sinne erlösend, für beide, das Kind und die eng mit ihm verbundene Mutter.

Lorenz: Asthma bronchiale und Ekzem

Lorenz' Lebens- und Krankheitsgeschichte ist keineswegs typisch für Asthma als psychosomatisches Leiden. Sie soll hier dennoch näher beschrieben und anschließend mit dem typischen verglichen werden. Lorenz ist heute ein erwachsener, gesunder Mann. Er und seine Eltern willigten gerne ein in die Veröffentlichung seiner Geschichte, auch hier natürlich unter Veränderung des Namens und bestimmter familiärer Kennzeichen.

Während meines kürzlichen Gespräches mit (dem heute erwachsenen) Lorenz und seiner Mutter liegt das Tagebuch vor uns, welches die Mutter während des ersten Lebensjahres über dieses (ihr erstes) Kind geschrieben hatte. Es ist mit kleinen Fotos, die der Vater machte, illustriert und zeugt von einer rührenden, hingegebenen Mütterlichkeit. Lorenz wurde bereits in den ersten Tagen nach der Heirat gezeugt und war von Anfang an ein von beiden Eltern sehr erwünschtes Kind. Die Schwangerschaft war unbelastet, die Geburt problemlos. Vor der Geburt hatte die Mutter alles aufs lieblichste vorbereitet: Das Fotobuch zeigt die noch leere Wiege für das sehnlich erwartete Kind. Am Tage der Geburt steht: »Ich glaube, ich war noch nie so glücklich in meinem Leben wie an jenem Abend.« Der Vater war bei der Geburt dabei und freute sich, daß es ein Knabe war: »Ah, da kann ich ihm dann eine Eisenbahn schenken!« Etwas beschämt gesteht die Mutter heute, daß sie so gerne »nur ihr Kind« gehabt hätte. Denn da war noch eine dreijährige Stieftochter, die aus der ersten Ehe des Vaters stammte. Dieses Mädchen verlor seine Mutter durch eine bösartige Blutkrankheit, als es gerade ein Jahr alt war. Nie gelang es der Stiefmutter, eine unbelastete mütterliche Beziehung zu diesem Kind zu entwickeln. Heute – das Kind ist bereits eine Frau und selbst Mutter einer eigenen Tochter – versuchen sie beide, das Versäumte aufzuarbeiten, mit spürbarem Erfolg.

Einige Worte zur Herkunft von Lorenz' Eltern: Die Mutter war das jüngste Kind eines engagierten Gewerkschaftlers, eines feinfühligen, gutmütigen, etwas ängstlichen Mannes und einer eher robusten Frau, die ihre sechs Kinder mit Entschlossenheit durch schwere Zeiten führte. Lorenz' Mutter wurde in einer Zeit geboren, als die Familie ohne sie schon karg zu essen hatte. Sie lernte früh, sich zu fügen und möglichst im stillen die ihr gestellten Pflichten zu erfüllen. Sie wurde Krankenpflegerin, ihre Schwestern auch eher stille und duldsame Hausfrauen, ihre Brüder dagegen tüchtige Geschäftsleute, viel weniger auch an religiösen Fragen interessiert als ihre Schwestern. Lorenz' Vater, ein rechtschaffener, treusorgender Familienvater, Steuerberater von Beruf, war der einzige Sohn eines Handwerkers und einer italienischen Mutter, deren übervorsichtiges Wesen bisweilen an Argwohn grenzte. Diese liebte, behütete und verwöhnte ihren Sohn über die Maßen, heftete sich auch in späten Jahren stark an diesen und konnte ihn innerlich nie ganz an seine spätere Frau, Lorenz' Mutter, freigeben. Der Vater, Lorenz' Großvater also, war fürsorglich, zugleich aber von großer erzieherischer Strenge.

Lorenz hatte zwei Schwestern, die drei Jahre ältere Halbschwester wurde oben schon erwähnt, die jüngere Schwester folgte schon im Abstand von einem Jahr und zwei Monaten. Zur großen Überforderung der Mutter, die wenig später schwer erkrankte.

Allergische Erscheinungen waren in der näheren und weiteren Familie verbreitet: Lorenz' beide Schwestern litten an Heuschnupfen. Seine Mutter hatte als Kind einen hartnäckigen Milchschorf, weswegen sie schon mit anderthalb Jahren für einige Wochen in die Klinik gebracht wurde, vermutlich weil ihre Eltern in Ruhe Ferien machen wollten, wie die Mutter, heute als Erwachsene, vermutet. Ein Großvater der Mutter litt an Asthma.

Nun lesen wir weiter in Lorenz' Baby-Tagebuch: Nicht nur die Pflege des Kindes, auch die mütterliche Zuwendung sind mustergültig. Um so schwerer war es für die gewissenhafte Mutter, daß Lorenz als Baby während vieler Monate sehr viel weinte, oft nur unterbrochen durch die Brustmahlzeiten, welche die Mutter (wie damals noch üblich) nach exaktem Zeitplan verabreichte. Mit drei Monaten stellte sich ein roter, schuppender Ausschlag an seinem Oberarm ein, der sich später über den ganzen Körper ausbreitete. Der Kinderarzt stellte ein Ekzem fest und versuchte es vergeblich mit vielen Salben, auch mit Cortison, zu behandeln. Die Ausschläge juckten offenbar so stark, daß Lorenz sich dabei, besonders in seinen unruhigen Nächten, fast wund und blutig kratzte, bis ihm die Hände mit großen Handschuhen verbunden wurden. Man sah ihm von außen an, daß ihm »in seiner Haut nicht wohl« war, sagt die Mutter heute. Das viele Schreien erklärte der Kinderarzt mit dem lebhaften Temperament des Kindes. Trotz all dem beschreibt die Mutter ihn heute noch rückblickend als ein »wunderbares Baby«.

Zu seinem ersten Geburtstag schrieb die Mutter ihm einen ersten Brief, schon mit kleinen Wünschen und Ermahnungen für seine Zukunft:

»Mein Bübchen,
gestern haben wir Deinen ersten Geburtstag gefeiert. Mein Herz ist voll von Dankbarkeit, daß wir an Dir so einen lieben Sonnenschein haben. Aus dieser Dankbarkeit und Freude heraus schreibe ich Dir, Du kleiner Schatz, das erste Briefchen. Alle meine Wünsche begleiten Dich auf Deinem Lebensweg. Hoffentlich vergissest Du nie, daß Du eine Mutter hast, die für Dich betet und für Dich da ist in jeder Lebenslage. Ich hoffe, daß Du eine sorglose Jugendzeit verbringen darfst und daß Du das Böse vom Guten unterscheiden lernst. Ach mein Kind, noch bist Du so klein und so lieb, Du versuchst die ersten Schrittchen und hast halt noch so große Angst, den ersten großen allein zu tun. Noch führen wir Dich und Du sagst bei jedem Schrittchen »eiei«. Nimm später anstelle von unseren Händen, die zu schwach werden, Gottes Hände. Geh und sei nie ohne Führung. Wir wünschen Dir von Herzen Gottes Segen und danken ihm, daß er Dich uns geschenkt hat. Mein Lorenz, ich denke in inniger Liebe an Dich
Deine Mami.«

Bald kam seine jüngere Schwester zur Welt. Schon während der Schwangerschaft erkrankte die Mutter so schwer an einer Nierenentzündung, daß sie diesem Kind nach seiner Geburt bei weitem nicht die gleiche Zuwendung schenken konnte und schließlich, als das Baby fünf Monate alt war, zur operativen Entfernung einer Niere für sechs Wochen in die Klinik mußte. Diese Ereignisse waren sicher ein wichtiger Einschnitt im Leben von Lorenz (ganz abgesehen von der Bedeutung, die diese Trennung für das neugeborene Mädchen haben mußte!). Während der Krankheit der Mutter wurden alle drei Kinder für einige Monate bei verschiedenen Verwandten untergebracht. Gegenüber der kleineren Schwester sei Lorenz nie eifersüchtig gewesen. Wenn er sich aber ihr gegenüber benachteiligt fühlte, sagte er es der Mutter ganz offen. In der näheren wie weiteren Familie blieb er der Liebling, beide Schwestern standen eindeutig in seinem Schatten, auch in der späteren schulischen und beruflichen Laufbahn. Vielleicht waren die Eltern, trotz ihrer bewußt freien und modernen Gesinnung doch auch noch von einem altväterlichen Familien-Muster geprägt, nach welchem es der erstgeborene Sohn ist, der später einmal »Haus und Hof« übernehmen muß. Lorenz' beide Schwestern entdeckten ihre potentiellen Möglichkeiten erst im Erwachsenenalter, nach langen, schmerzensreichen Umwegen, ganz im Gegensatz zu ihrem Bruder, der – von seinen körperlichen Erfahrungen abgesehen – immer »geradeaus« ging.

Die verschiedenen Entwicklungsschritte hat die Mutter aufmerksam verfolgt und im Büchlein notiert. Alles kam zur rechten Zeit. Nur war Lorenz überaus vorsichtig, oft ängstlich. Dabei stand die Fürsorglichkeit der Mutter seiner Freiheit keineswegs im Wege. Im Tagebuch lese ich:

»Frei sein! Welch schönes Wort für ein kleines Bubenmännchen. Alles ist jetzt weiter und größer, wenn man selber im Garten spazieren kann.«

Daneben ist ein Foto eingeklebt, auf dem der eindreivierteljährige Lorenz mit verschmitztem Ausdruck über eine Blumenwiese schreitet. Auch der Weg zu den Menschen wurde von der Mutter behutsam gefördert: Sie beschreibt mit Rührung die Sympathie, die der Großvater dem Kind entgegenbrachte, und die ersten Kontakte zu den Untermieterinnen im Haus.

Mit fünf Jahren ereignete sich etwas, was die Mutter in größten Schrecken versetzte: Plötzlich schlief Lorenz ein, mitten am Tage, und konnte mit allen Mitteln nicht geweckt werden. Die Mutter dachte, er stürbe. Erst in der Kinderklinik wachte er wieder auf. Nach vielen Untersuchungen stellte man eine leichte und verborgene Form von Epilepsie fest, die wäherend drei Jahren mit Medikamenten behandelt wurde. Der Anfall trat nie wieder auf, aber bei der Mutter blieb eine innere Beunruhigung.

Etwa zur gleichen Zeit begannen seine Zustände von Atemnot, meist während seiner häufigen und schweren Erkältungen. Die Mutter konnte sich das »Gekröse« kaum anhören: Es gab dann ein ganzes Konzert von Brummen und Pfeifen aus seinen Atemwegen, die Nasenflügel bewegten sich mit der Atmung, die Zwischenräume zwischen den Rippen zogen sich bei jeder Einatmung tief ein, und vor Atemnot konnte er dann kaum sprechen. Auch hierfür brauchte er Medikamente, die ihm halfen, die Luftwege frei zu bekommen. Eine kleine Cortison-»Pumpe« war ständig in Griffnähe, mit der er sich (durch Sprühen in den Rachen) schnell Erleichterung verschaffen konnte. Wenn die Atemnot ihn nachts überkam, kroch er oft zum Vater ins Bett, wo es ihm sogleich viel besser ging. Wegen ihrer nächtlichen Ängste lag oft auch schon die jüngere Schwester im Bett des Vaters, denn seine Wärme und sein Schnarchen gab ihr Sicherheit und Geborgenheit. Im übrigen kamen und gingen Lorenz' Krisen von Atemnot ohne erkennbare äußere oder innere Ursachen, abgesehen von physikalischen Faktoren: Nebel bekam ihm schlecht, gut dagegen die Sommerferien in Italien am Meer.

Im Kindergarten und in der Schule fand er guten Kontakt und hatte beim Lernen keinerlei Schwierigkeiten, zur großen Erleichterung der Mutter, die nach jenem Anfall von Bewußtlosigkeit Schlimmes für seine geistige Entwicklung befürchtet hatte. Dann sorgte sie sich wegen seiner manuellen Ungeschicklichkeit, schon in Hinblick auf seine berufliche Zukunft.

In frühem Alter schon las er viele Bücher, während andere draußen Fußball spielten oder sich balgten. Bei all seiner feinen und vorsichtigen Zurückhaltung war er doch »wehrig« gegen seine Altersgenossen. Obwohl körperlich einer der Schwächeren, fand er immer andere, die ihn beschützten, ihn anerkannten. Er hatte das Glück, immer an die richtigen Leute zu kommen, auch später im Leben, wenn er einen Rat oder eine Hilfe brauchte, oder wenn er in Geheimnisse des Lebens eingeführt werden sollte. Fern vom Elternhaus litt er oft »grausam« an Heimweh. Beim Übertritt in die Oberstufe (mit 15 Jahren) litt er an der veränderten Situation und mußte viel weinen.

Die *Haut*probleme ließen ihm auch während seiner Jugendjahre keine Ruhe. Im Gesicht, an den Beugeseiten der Arme und Beine, auf dem Rücken und am Hals war die Haut gerötet, verkrustet, zum Teil wund und offen. Er erinnert sich, wie er, um die wunden Hautfalten am Hals zu schonen, ständig mit leicht eingezogenem Kopf einhergehen mußte. Mit 18 Jahren war es am schlimmsten. Ein Aufenthalt mit Verwandten am Mittelmeer wirkte vorübergehend Wunder, wie aus einem Bericht hervorgeht, den er seinen Eltern von dort schrieb. Erst mit 20 hatte er das Problem einigermaßen »im Griff«, wie er sagte. Neben seinem Ekzem reagierte seine Haut zeitweise auch empfindlich auf Blütenstaub, er bekam sogenannte Quaddeln, eine leicht gerötete, flächenhafte Anschwellung der Haut.

Seine Neigung zu *Atemnot* dauerte viel länger, war aber nie so dramatisch oder gar lebensbedrohlich, daß er in die Klinik gebracht worden wäre. Mit 21 Jahren ging es zwar etwas besser, ganz befreit von der Atemnot war er aber erst mit 28.

Heute weiß Lorenz, daß seine körperlichen Hindernisse seinen weiteren, auch beruflichen Werdegang wesentlich geprägt haben. Er sagt dies keineswegs mit Verbitterung, im Gegenteil. Diese Hindernisse waren für ihn wegweisende Meilensteine. Er sah sich gezwungen, sich mit seinem Körper auseinanderzusetzen, besonders durch das Asthma. Ohne weiteres hätte er ein Universitäts-Studium machen können, sagt er. Aber er brauchte eine Ausbildung, die ihn seinem Körper und den sinnlichen Erfahrungen näher brachte. Nach seiner Ausbildung zum Lehrer interessierte er sich für körperbezogene Heilmethoden wie autogenes Training, Jeux dramatiques, Transaktionsanalyse, Alexander-Schulung und NLP (neurolinguistisches Programmieren).

Von den verschiedenen Behandlungen, die Lorenz erwähnt, will ich eine besonders herausgreifen, weil sie ihm einen entscheidenden Anstoß gab: die Alexander-Schulung. Seit dieser Behandlung ist Lorenz nicht nur von seinem Asthma befreit, sondern bewegt sich mit ganz neuer Freiheit durch sein Leben. Es wollte mir scheinen, als lernte Lorenz »schwimmen«, d.h. sich vertrauensvoll auf ein lebendiges tragendes Element zu verlassen, das Wasser. Die Atemnot eines Asthmatikers mutet mich tatsächlich bisweilen an wie das Schnappen eines Ertrinkenden nach Luft.

Die Alexander-Therapeutin* berichtet über die Arbeit mit Lorenz:

»Der 28jährige Lehrer mußte sich seines Asthmas wegen am Abend oft Cortison sprayen (›Pumpe‹). Beim Atmen hoben und senkten sich seine Achseln schnell und kurz. Der Brustkorb blieb dabei unbeweglich. Besonders verkrampft zeigten sich die Nackengegend, die Arme und Füße; die Hände waren zu Fäusten geballt. Sobald er sich hinlegte, bog er seinen Kopf auf dem Kissen zurück. Dadurch kam die Stirn tiefer als das Kinn zu liegen. Dieses Zurückziehen des Kopfes und die damit gestörte Bewegungsfreiheit zeigte sich auch, wenn er stand, saß oder sich bewegte. Diese Fehlhaltung verstärkte sich jedoch im Liegen. Die Folge war ein Druck auf den Kehlkopf und eine Bewegungshemmung der Rippen, welche bis zur Starre des Brustkorbes führen und in der Atemlosigkeit enden kann.

Die Arbeit nach der Alexander-Methode bestand nun nicht aus Atemübungen. Wie bei jedem Schüler, war es auch hier die primäre Aufgabe, ihn in sein neuromuskuläres Gleichgewicht zurückzuführen, damit er sich Schritt für Schritt von seinen schädlichen Fehlhaltungen lösen konnte. Gleichzeitig begann er, mit seinen Händen seine vorerst noch schwache Atmung in seinem Brustkorb mitzuerleben. Dieses Ein-

* In der Alexander-Technik lernt und übt der »Schüler« ein körperliches Gleichgewicht, das um die eigene Mitte schwingt, den persönlichen Kammerton sozusagen. Das Ziel ist eine Weitung der äußeren Bewegung, wie auch der inneren Orientierung, in allen denkbaren Achsen: in der Horizontalen, in der Vertikalen, zwischen innen und außen, Himmel und Erde, Spannung und Entspannung. Ich danke Frau Charlotte Spillmann (Zürich) für die Überlassung ihres Berichtes über ihre Alexander-Arbeit mit Lorenz.

und Mitfühlen der Atemwelle in seinem Körper ließ den Atem freier und den Brustkorb beweglicher werden. Nach einigen Monaten war er von der Einnahme des Cortisons befreit. Nach einem guten Jahr war er auch soweit, sich beim Aufkommen eines Engegefühls weitgehend selbst zu helfen. Dabei legt er seine Hände auf die freien Rippenendungen und auf den Magen und spürt, wie der Zwischenraum zwischen den Rippenendungen größer wird beim Einatmen und sich wieder verringert beim Ausatmen. Innerhalb eines Jahres wuchs das Ausdehnungsvolumen seines Brustkorbes von null auf zehn Zentimeter.«

Bei Lorenz fielen die Unterweisungen dieser Therapeutin auf einen fruchtbaren Boden, als hätte er geradezu auf diese gewartet. Er akzeptierte von vornherein, daß nicht einfach am Körper etwas falsch sei, wogegen nur ein Medikament helfen könne. Vielmehr anerkannte er seine eigene Beteiligung an der Krankheit und wandte sich liebevoll seinem Körper zu. Statt ihn feindlich-herablassend einfach für krank zu erklären, konnte er so zu seiner Gesundheit beitragen. Das Asthma schmolz unter seinen eigenen Händen förmlich dahin. Nur klagte er, schmunzelnd freilich, daß er nun andere Kleider kaufen müsse, seine Lederjacke sei ihm plötzlich zwei Nummern zu eng. Vielen schien er seither ein anderer Mensch geworden zu sein.

Für Lorenz eröffneten sich seither erstaunliche neue Wege im Leben. In dem Maße, wie sein Brustraum sich weitete, erwarb er sich auch sonst Mut zum Raum und hatte Lust, neue Räume zu erobern. Er betätigte sich leidenschaftlich sowohl handwerklich wie sportlich, zum großen Erstaunen seiner Eltern, die hierin seine größten Schwächen sahen. Auch in seinem Beruf eröffneten sich neue Wege: Zusammen mit einem Freund begründete er eine freie Schule, die ganz nach seinem neu gewonnenen Menschenbild wuchs, ein Ort, an dem man wahrhaft »atmen« kann. Gerade er, der selbst neu atmen lernte, schien diese Erfahrung in reichem Maße teilen zu können. Ständig fühlt er sich neu geboren, wenn er immer wieder Qualitäten in sich entdeckt, die während seiner Kindheit und Jugend brach lagen oder verschüttet waren. Niemand hätte damals gedacht, daß der schmalbrüstige, ängstliche Lorenz, der er mit 15 Jahren noch war, heute so eine Lebenslust sprühen und mit seinem Rennrad manche Rekorde brechen würde. Dann wiederum kann er, allen äußeren Männlichkeitserwartungen zum Trotz, sich zu seinen neu entdeckten weiblichen Zügen in sich bekennen, ja Zärtlichkeit zum gleichen Geschlecht ausdrücken, ohne daß dies im geringsten – für ihn oder für den anderen – seiner Männlichkeit Abbruch täte oder gar den Geruch von Homosexualität hätte. Im übrigen ist er heute ein glücklicher Ehemann und Vater von zwei kleinen gesunden und eigenwilligen Kindern.

Bei dieser Entwicklung erstaunt es nicht, daß er gegen seine Eltern keinerlei Bitterkeit äußert. Es wäre so naheliegend, seine langjährigen Atem- und Haut-Nöte mit seiner Familie in einen Schuld-Zusammenhang zu bringen. Er tat es nicht, denn seine Nöte waren die wesentlichen Energie-Quellen für seine weitere Entwicklung. Dennoch überließ er mir die neugierige Frage, was wohl in seiner Familie los gewesen sein könnte, daß er diese Symptome entwickeln mußte, die auch ihm als psychosomatisch bekannt sind. Nebenbei stellte ich mir auch die Frage, warum die beiden Schwestern, die doch so sehr im Schatten ihres großen Bruders stehen mußten, von vergleichbaren Körpersymptomen verschont blieben. Welche elterlichen Haltungen gegenüber Lorenz könnten seine Leiden begünstigt haben?

Die erstaunliche (körperliche) Symptomfreiheit bei den beiden Schwestern ist vielleicht gerade darin begründet, daß sie sich im »Schatten« ihres strahlenden Bruders bewegen konnten, der stellvertretend für alle drei die Aufgabe zu übernehmen hatte, dem elterlichen Bild gerecht zu werden und damit umzugehen. Diese Schwestern ihrerseits hatten Lasten anderer Art zu tragen. Sie hatten ihre Schwierigkeiten nicht im körperlichen Bereich, sondern in ihrer beruflichen Selbstfindung. Aber sie zerbrachen nicht daran, sondern fanden viele Jahre später ihre Auswege.

Familiendynamisch interessant erscheint mir, daß es heute der Bruder ist, der von seinem Reichtum an elterlicher Förderung nun den Schwestern sozusagen den ihnen zustehenden Anteil in geläuterter Form weiterreicht, indem er sie väterlich, liebevoll, kritisch und ermutigend berät. Heute blicken sie ohne Groll zurück, denn sie glauben, daß sie es gerade den mühsamen Umwegen verdanken, wenn sie jetzt ihre ganz eigene Entfaltung finden, sowohl als Mütter wie in ihren Berufen.

Diskussion

Wie nun läßt sich dieser Hintergrund mit Lorenz' körperlichen Problemen verbinden? Um dem Leser den Brückenschlag zu erleichtern, soll kurz zusammengefaßt werden, was die Kinderheilkunde über Asthma und Allergien weiß.

Das Asthma bronchiale ist eine zunehmend häufige Erkrankung, vor allem der Knaben. Das wesentliche Krankheitszeichen ist die behinderte Ausatmung (expiratorische Dyspnoe). Diese Atemnot wird durch drei Veränderungen in den feinen Verästelungen der Atemwege bedingt: 1. Schwellung der Schleimhaut, 2. Spasmen der feineren Bronchialmuskulatur und 3. gesteigerte Schleimsekretion. Diese Veränderungen wiederum werden durch eine Überempfindlichkeits- oder allergische (Antigen-Antikörper-) Reaktion hervorgerufen. Der auslösende Faktor des Asthmas, wie auch anderer Krankheiten aus dem allergischen Formenkreis, ist also eine Auseinandersetzung des Körpers mit einem Antigen, das heißt einem Stoff, auf den der Organismus bereits überempfindlich ist und gegen den er Antikörper besitzt. Andere Faktoren wie Infektionen, klimatische und psychische Einflüsse können durch eine Senkung der Reaktionsschwelle das Zustandekommen des Prozesses fördern. Eine Bereitschaft zur allergischen Reaktion (Atopie) ist in hohem Maß auch erblich mitbestimmt. Häufig ist die Kombination von Ekzem und Asthma. Der asthmatische Anfall ist durch größte Unruhe und Angst (oft auch der Umgebung) geprägt. Das Kind bekommt kaum mehr Luft und wird gelegentlich sogar blau (zyanotisch). Es kommt zu der typischen »Begleitmusik« in den Atemwegen mit Pfeifen, Giemen und Brummen. Bei längerem Bestehen der asthmatischen Atemnot kommt es zu einer Überblähung der Lunge mit Fixierung des Brustkorbes in extremer Einatmungslage.

Die psychischen Faktoren des Asthmas – oben nur am Rande erwähnt – finden heute immer mehr Beachtung. Eine große Rolle spielt beim Asthma wohl die Vorbahnung: das heißt, eine mehr oder weniger zufällige banale Erkältung, die zur Wiederholung neigt, macht die Atemwege empfänglich für den Ablauf des oben beschriebenen Prozesses, sofern eine Reaktionsbereitschaft dazu besteht. Eine zusätzliche soziale oder familiäre Gegebenheit trägt dazu bei, daß sich der Prozeß verstärkt und durch häufige Wiederholung fixiert wird.

Dem Asthma und dem Hautekzem gemeinsam ist eine allergische Komponente. Eine Disposition (Neigung) zu allergischen Reaktionen ist erblich. In Lorenz' Familie gab es mehrere Fälle. Die Wahl der Substanzen, auf die man allergisch wird, ist dagegen spezifisch für den einzelnen. Es wurden bei Lorenz keine gezielten Untersuchungen gemacht, wogegen er allergisch reagierte, ob gegen Hausstaub (am häufigsten), Blütenstaub, Nahrungsmittel oder was sonst. Praktische Konsequenzen solcher Tests sind oft schwierig. Denn insbesondere der Hausstaub läßt sich ja nicht vollständig entfernen, allenfalls umgekehrt kann man das Kind aus dem häuslichen Milieu entfernen, was tatsächlich oft zu Besserungen führt. In der Allergie liegt dann so etwas wie eine Unmutsäußerung gegen das Milieu, welchem das Allergen entstammt, also zum Beispiel gegen das häusliche Milieu oder gegen den Frühling, der den Blütenpollen hervorbringt, oder gegen die betreffenden Nahrungsmittel. Eine Plazierung fern vom Hausstaub hat dann vielleicht den Sinn einer vorübergehenden Trennung von einer allzu behütenden Mutter? So besehen wäre das Symptom Asthma sowie andere allergische Erscheinungen sinn- und wertvoll, wenn das Signal verstanden und die segensreiche Abtrennung vom Mutterhaus gewagt wird.

Die Mutter liebte ihren Sohn über alles, von Anfang an, schon bevor er geboren war – was eine erstaunliche Fortsetzung dessen ist, was ihr Mann wiederum von seiner Mutter erfahren hatte! So wunderbar diese Mutterliebe ist: sie könnte auch die Ablösung und das Wachstum blockieren. Nun haben gerade die Atmung und die Haut eine zentrale Bedeutung für die (zunächst rein körperliche) Ablösung des Kindes von der

Mutter: Der erste Atemzug ist überlebenswichtig im ersten Augenblick außerhalb des Mutterleibes, und die Haut ist das Organ der Trennung und Abgrenzung schlechthin. Beide Organe erlitten bei Lorenz einen Zusammenbruch und eine Überreaktion zugleich: Die ekzematische Haut war entzündlich, wund und bildete zum Teil dicke Krusten. Die Belüftung der asthmatischen Lunge war durch Sekrete und Schleimhautschwellungen der Bronchien behindert. Es resultierte daraus eine Überblähung der Lunge, weil die Verengung vor allem die Ausatmung behinderte. Und schließlich war wohl auch seine Ohnmacht-Episode ein Versuch, sich zu entziehen – ein zunächst erfolgreicher, denn die Mutter dachte ja, er stürbe. Wovon Lorenz verschont blieb, war ein Circulus vitiosus (Teufelskreis) von überbesorgter Elternreaktion mit folgender Verschlimmerung der Symptomatik. Im Gegenteil, die Eltern behandelten das Kind und seine Atemnot meist mit Gelassenheit.

Ein anderes Motiv wird von Forschern der Psychosomatik (27, 29) gelegentlich zur Sprache gebracht: Asthma bedeute ein Zurückhalten, ein Für-sich-Behalten bei einem Kind, von dem vor allem Leistung und Pflicht abverlangt werden, nicht zur eigenen Selbsterhaltung, sondern um bei der Familie eine affektive oder materielle Leere auszufüllen. Aggressionshemmung einerseits und Ehrgeiz und Leistung auf der anderen Seite spiele bei diesen Kindern eine große Rolle. Bei Lorenz ist diese Haltung schwer zu erkennen. Nur in leiser Andeutung gaben seine Eltern Signale der Überforderung, eher der Überförderung. Wenn die Mutter im Tagebuch dem gerade einjährigen Sohn moralische Maxime mit auf den Weg gab; wenn sie sich beim fünfjährigen Lorenz schon Gedanken machte über seine handwerklichen beruflichen Aussichten; wenn beide Eltern in Anlehnung an überkommene Familien-Muster Karriere-Erwartungen vor allem auf den Sohn setzten. Diese waren übrigens keineswegs übertrieben oder ehrgeizig, aber sie lasteten auf nur einem Kind, und waren deshalb einseitig. Hat Lorenz das gemerkt? Ging ihm deshalb die Luft aus? Vielleicht mußte er sich auch mit seiner massiv allergisch reagierenden Haut dagegen abgrenzen, besser: »anders wirkend zurück-handeln«, wie die Worte *allergisch* und *reagieren* wörtlich zu übersetzen sind. War schon sein Anfall von Ohnmacht, damals mit fünf Jahren, ein notfallmäßiges Heraustreten aus dem Bannkreis der Behütung? Das sind alles spekulative Fragen, die – jede einzeln gesehen – vielleicht über das Ziel hinausschießen, gesamthaft aber – vergleichbar mit Farbtupfern in einem impressionistischen Gemälde – ein glaubhaftes Bild ergeben.

Auch Lorenz' Mutter fragte mich nach unseren gemeinsamen Betrachtungen des Lebenslaufes, was ich nun herausbekommen hätte. Denn sie habe sich oft genug Gedanken gemacht, was sie als Eltern falsch gemacht haben könnten. Ich fand, sie habe ihre Mutteraufgaben, auch in Anbetracht ihrer Belastungen, wunderbar erfüllt. Dagegen beschrieb ich ihr die tiefen Linien, von denen mir das Familienschicksal geprägt schien. Daß Lorenz diese Stellung in der Familie einnahm, hatte seine Wurzeln in der weiteren Familiengeschichte. Seine Eltern hatten auch ihre Geschichte, aus der sie nur in kleinen Schritten heraustreten konnten. Für Lorenz' Vater war bestimmend das Muster eines strengen Vaters und einer überbehütenden Mutter, die sich ausschließlich mit diesem Sohn verband. Auch Lorenz' Mutter trug ihr »Päckchen«, ich meine die seelische Hinterlassenschaft ihrer Herkunftsfamilie: Als Nachzügler-Kind mußte sie sich mit dem zufriedengeben, was für sie übrig war, nie durfte sie sich offen auflehnen, für ihr eigenes Leben war wenig Platz.

In anderer Hinsicht war Lorenz und seine Familie ausgesprochen untypisch für eine »Asthma-Familie« und insbesondere für eine »Exzem-Familie«: Diese Familien scheinen oft geprägt von einem Überwiegen der kontrollierten Sauberkeit und Ordnung, auf Kosten der natürlichen und spontanen Zärtlichkeit. Es macht einen Sinn, daß die Haut als das Organ des Kontaktes, als Empfänger und Geber von Zärtlichkeit, sich bei solchem Familien-Muster so auffällig bemerkbar macht.

Insgesamt mag die Geschichte von Lorenz und seiner Familie dazu beitragen, betroffene Eltern von möglichen Schuldgefühlen zu erleichtern. Seine Eltern waren – in Anbetracht ihrer Herkunft und in Anbetracht der Umstände – vorbildlich in ihrem Umgang mit den Kindern. Sie waren dennoch einverstanden, daß ich die Krankheit ihres Sohnes als Beispiel anführe und daß ich ihre Haltung in Hinblick auf mögliche Quellen des Krankseins durchleuchte. Das Ergebnis war, daß sie sich keineswegs auf einer Anklagebank sehen mußten. Dennoch konnten einige diskrete Spuren aufgezeigt beziehungsweise eher vermutet werden, die zum Verständnis von Lorenz' Problemen und von Asthma und Hautallergie beitrugen.

Simone: Magersucht

Mädchen stehen große Kämpfe durch, wenn sie, zumal neben einer starken Mutter, ihren Platz als Frau im Leben suchen. Manchmal ist es ein Kampf um Leben und Tod. Oft siegt das Leben: Beide leben auf, Tochter *und* Mutter. Manchmal siegt der Tod: Sei es ein leibhaftiger Tod, indem das Mädchen stirbt, oder sei es ein seelischer Tod, indem es sein Leben lang ein »liebes« Töchterlein bleibt.

Simones Hausarzt rief uns in der Klinik an, eine Klinikaufnahme sei bei dem 16jährigen Mädchen nicht mehr zu umgehen. Sie wiege nur noch 36 kg. Vor einem halben Jahr habe ihre regelmäßige Monatsblutung aufgehört. Damals habe sie noch 53 kg, vor einem Jahr 64 kg gewogen. Seit zwei Monaten, nach den Sommerferien, sei es rapide schlechter gegangen. Wegen allgemeiner Schwäche und Kältegefühl habe sie seit drei Wochen den Unterricht (Gymnasium) nicht mehr besuchen können. Nun kämen noch starke Stimmungsschwankungen hinzu, und sie werde immer depressiver. Bis jetzt hätten sich das Mädchen und die Mutter gegen eine Klinikaufnahme gesträubt. Jetzt sähen sie aber, daß diese nicht mehr zu umgehen sei. Soweit der Bericht des einweisenden Arztes.

Wir fanden das Mädchen in einem besorgniserregenden Zustand. Alle ihre Lebenskraft schien geschwunden, sie war fast nur noch ein Gerippe, mit 36,1 kg Gewicht und 163,5 cm Größe. Der Blutdruck war niedrig, der Puls langsam. Ihre Brüste waren bis auf einen kleinen Rest zurückgeschrumpft. Sonst war sie körperlich gesund. Sie sprach anfangs kein Wort und wirkte sehr nachdenklich. Auch gegenüber den anderen Kindern in der Abteilung öffnete sich Simone kaum. Es fiel auf, daß sie Probleme betont sachlich-intellektuell anging. Andererseits schien ihre Stimmung von unaussprechlichen Gefühlen verdüstert.

Beim Eintritt in die Klinik lernte ich die Eltern kennen, von denen ich das im folgenden Wiedergegebene weiß. Einige Tage später sah ich auch die beiden Geschwister.

Die Mutter, eine kultivierte, eindrucksvolle, breitschultrige Frau von 58 Jahren, Hauswirtschaftslehrerin von Beruf, beherrschte das Gespräch. Sie betonte ihre tolerante Grundhaltung, gepaart mit einem »eisernen Willen«. Sie habe sich schon immer für bedürftige und schwache Kinder interessiert, sie spüre eine starke Barmherzigkeit in sich, »ich muß die Kinder in den Arm nehmen!« Sie sieht sich als »die Säule der Familie«, die immer geradestehen müsse, als einzige sei sie immer gesund, abgesehen von einer Lungenentzündung vor einem halben Jahr. Ihre eigene Mutter starb vor 27 Jahren an Unterleibskrebs, ihr Vater mit 41 Jahren an Hirntumor. Wehmütig erzählt sie, wie sie mit ihrem Vater spazierenging und Veilchen suchte. Er blieb ihr großes Vorbild. »Er war immer pünktlich wie eine Uhr!« – nicht so ihr Mann, bei dem sie »durchdrükken« mußte, daß er wenigstens seinen Schreibtisch aufräume.

Der Vater war – auch für diese großen Kinder – schon ziemlich alt. Er stammt aus streng katholischen Verhältnissen. Seine erste Frau starb vor 21 Jahren an Unterleibskrebs. Bei seiner zweiten Heirat (mit Simones Mutter) war er schon 48 Jahre alt, und 50 Jahre, als Simone geboren wurde. Man sah ihm sein langes und schweres Leben an. Oft war er krank, eine ernste Operation stand ihm gerade bevor. In den Gesprächen hielt er sich sehr zurück, außer wenn er von seiner Frau augefordert wurde, dieses oder jenes zu bestätigen.

Simones Schwester ist ein Jahr älter, lustig, lieb und erfolgreich. Ihr falle alles in den Schoß, sagte die Mutter. Zwischen den Mädchen gab es seit eh und je große Eifersucht und Rivalität. Das Schlank- und immer Schlanker-Sein wurde für Simone zu einem Trumpf gegenüber der Schwester, die – sehr zu Simones Ärger – nun auch abnehmen wolle. Simones Zwillingsbruder Matthias habe neuerdings angefangen, gegen die Mutter zu rebellieren, sagte diese, aber das sei ja normal. Seit Simones Spitaleintritt atmeten beide Geschwister etwas auf, denn zu Hause war die Spannung um Simone immer unerträglicher geworden, es durfte nicht mal mehr gelacht werden. Sie bedauerten aber, daß sie nun ein Stück Familienleben verpasse und dann vielleicht nicht mehr so ganz dazugehöre. In dieser Bemerkung schien etwas Neid mitzuklingen, wie etwa: Die erlaubt es sich einfach, ihren eigenen Weg zu gehen, und wir halten uns brav an Mamas Fahrplan!

Eine große Rolle in Simones Alltag spielten zwei Hunde. Die habe sie »wie Chronometer erzogen«, sagte der Vater etwas spöttisch. Vielleicht war es auch ein kleiner Hieb gegen seine immer so pünktliche Frau.

»Unser Prachtstück« – das war Simone für die Mutter. Der Vater nickte zustimmend. Sie sei so differenziert und hoch in ihren Ansprüchen, daß sie deshalb keine Freundin finde. Sie sei ein Perfektionist wie der Vater, überhaupt stünde sie dem Vater näher. Der Vater war häufig auf Reisen. Um so mehr war zu Hause Sonntags-Stimmung, wenn er sich zu Hause aufhielt.

Vielleicht bietet Simones persönliche Lebensgeschichte Anhaltspunkte, warum gerade sie die Flucht in die Magersucht einschlug: Sie war ein Wunschkind, das heißt, der Vater wollte ein Mädchen, die Mutter einen Sohn, nun bekamen sie beides. Matthias war mit 2,9 kg der erste Zwilling, Simone mit 2,1 kg die zweite. Simone war ihrem Wesen nach angeblich immer ausgesprochen ein Kind des Vaters, Matthias ein Kind der Mutter. Von Anfang an sei sie ein lebhaftes, »entzückendes« Baby gewesen. Beide Kinder wurden nur wenige Wochen gestillt, besonders Simone nahm sehr früh feste Nahrung zu sich. Die körperliche und geistige Entwicklung verlief mustergültig. Sie war immer ziemlich lebhaft, aber nicht übermütig. Auch konnte sie trotzen, als sie klein war. Wenn Besuch kam, wurde sie als die »Herzige« oft auf den Schoß genommen. Sie entwickelte eine vorbildliche Gewissenhaftigkeit (in schulischen wie in moralischen Dingen), Phantasie hatte sie nicht so viel. Die Mutter berichtete, wie Simone mit zwölf Jahren unter ihrer Menarche (erst monatliche Blutung) furchtbar gelitten habe. Sie sei sich so schmutzig vorgekommen, konnte diese Gefühle dann aber mit ihrem »eisernen Willen unterdrücken«. Der machte es auch möglich, daß Simone sich einmal eine Schnittverletzung ohne Lokalbetäubung in der Poliklinik nähen ließ. Die Mutter war sichtlich stolz auf diese tapfere Tochter.

Als das Mädchen vor einem halben Jahr noch 53 kg wog, hätte sie sich immer noch zu rundlich gefunden und sich deshalb bewußt entschlossen, an Gewicht abzunehmen. Sie habe das sehr genau genommen und sogar über alle eingenommenen Kalorien Buch geführt.

Nach kurzem Aufenthalt schon wurde Simone bereit, offen über sich zu sprechen, als habe sie schon lange auf den Augenblick gewartet. Natürlich hatte ich ihr das Prinzip der Geheimnis-Wahrung erklärt: Daß alles, was sie mir anvertraue, wie in einem Tresor verschlossen bleibe, es sei denn, sie wünschte, daß ich mit ihren Eltern oder Geschwistern darüber spräche.

Am zweiten Tag erzählte sie einen Traum:

»Meine Mutter hat einen Apfelkuchen gebacken, den brachte sie ins Spital herauf. Die ganze Familie war da, und wir aßen zusammen den Kuchen. Er war sehr gut, und ich hatte Freude.«

Simone skizziert mir den kreisrunden Apfelkuchen und zeichnet den Sektor ein, der für sie bestimmt war. Dann kritzelten wir zusammen auf dem Papier herum, und es entstand folgende kleine Skizze (Abb. 17):

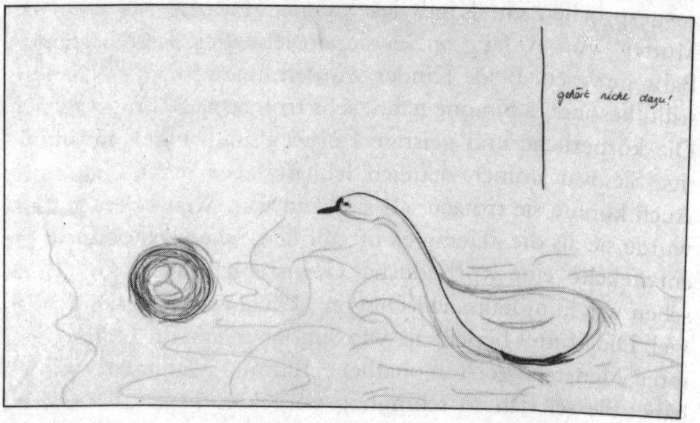

17. Gekritzel: Schwanen-Nest

Ausgehend von meinen drei Strichen zeichnet sie einen »Mutter-Schwan« und ein »Nest«. Die senkrechte Linie gehöre nicht zum Bild. Der Vater sei fort und hole Futter.

Dazu sagte sie, wie sehr sie eigentlich die mütterliche Wärme vermisse. Sie habe Lust und Hunger auf Mutters gute Kuchen. Aber dem stünde eben ihr eigener Wunsch nach Härte und nach schlanker Linie entgegen. Beides passe nicht zusammen, so wie in der Kritzel-Zeichnung der senkrechte Strich wie ein Fremdkörper wirke. Ich deutete an, daß sie sich vielleicht bei uns vorübergehend warm aufgehoben fühlen dürfe, und daß Wärme und Härte zwei Qualitäten seien, die sich vielleicht nicht so feindlich gegenüberstehen müßten, sondern vereinbar sein könnten. Überhaupt, Genuß jeder Art habe bei ihr schlechtes Gewissen zur Folge. Wie weit hier auch sexuelle Regungen eine Rolle spielen konnten, wagte ich hier noch nicht anzusprechen. Was die Nahrung betraf, fing sie schon in den ersten Tagen nach Klinikaufnahme an, in ganz normalem Umfang zu essen und an Gewicht zu gewinnen. Obwohl ihr bedenklicher Zustand und ihr tiefes Gewicht eigentlich fast dazu gezwungen hätten, haben wir bei ihr deshalb auf eine künstliche Ernährung mit Magensonde verzichtet.

Die Mutter begleitete das Geschehen mit unruhiger, wachsamer Kontrolle. Sie kam regelmäßig zu Besuch und rief mich oder Simone an. So erzählte sie mir am Telefon, bisher habe ihr Simone nie Schwierigkeiten gemacht, im Gegenteil, sie sei immer ein »Ja-Kind« gewesen. Aber gestern, als sie ihr (um sie zu testen?) Gebäck in die Klinik mitbrachte, habe Simone erwidert: »Aber das kann ich doch nicht von dir annehmen!« Der Kuchen-Traum in der folgenden Nacht und das Kritzelbild waren wie eine Antwort darauf aus ihrem Unbewußten, als wollte es aus ihrer Seele zu ihr sprechen: versteif dich doch nicht so auf die harte Linie, du darfst dir ruhig so viel Wärme und Nahrung gönnen, wie dir zusteht.

Drei Nächte später träumte ihr vom Vater:

»Ich ging einkaufen in der Straße bei uns, im Geschäft, wo es Lebensmittel, Süßigkeiten und Gebäck gibt. Da waren viele Leute. Plötzlich war große Eile, alle sind hinausgerannt zur Kreuzung und erschraken heftig, denn dort war ein Unfall oder ein Brand. Nur mein Vater, der auch in dem Laden war, rannte nicht dorthin. Meine Mutter und Geschwister waren wahrscheinlich zu Hause.«

Es klang so, als ob ihr Interesse an der Nahrung (»einkaufen«) in irgendeiner Weise mit einem erschreckenden Ereignis (»Unfall, Brand« an der Kreuzung) verknüpft wäre. Das Ganze hat einerseits mit dem Vater zu tun, der sich aber heraushält, andererseits mit dem Kollektiv (»viele Leute, Straßenkreuzung«). Als erstes fällt ihr zu dem Traum ein: ihr Hiersein, weg von zu Hause. Bevor sie nach Hause könne, würden andere Mädchen heimkehren dürfen, denn sie sei ja erst eine halbe Woche hier. Des weiteren denkt sie an die Sonde, mit welcher andere magersüchtige Mädchen ernährt werden, das wolle sie nicht, das tue weh (»Unfall«). Den Vater erlebte auch ich als distanziert, als ginge ihn das Ganze nichts an (vgl. Traum). Zu Simones weiterer und vertiefender Arbeit mit mir meinte er: Nein, er wolle kein Psycho-Töchterlein. Hatte es da einen »Unfall« gegeben, von dem der Vater nichts wissen wollte, den eine vertiefende Arbeit aufdecken könnte? Vielleicht war ich auch ein Rivale für diesen Mann, mit dessen Lieblingskind ich eine besondere Beziehung einzugehen im Begriff war?

Ein verständliches Motiv für die Magersucht könnte auch in folgender Weise mit dem Vater zusammenhängen (vielleicht eher von allgemeiner Gültigkeit, als für diesen konkreten Fall!): Eine Frau zu werden, hätte zwiespältige Gefühle für Simone, indem heimliche, vielleicht auch nur unbewußte Wünsche nach einer Verbindung zwischen Vater und Tochter (seien es die eigenen oder die des Vaters) so Nahrung erhalten. Also müssen diese Wünsche mit »eisernem Willen« von der Nahrung ferngehalten werden, damit sie »verhungern«. Es könnte sonst noch einen »Unfall« oder gar einen »Brand« geben. Hungern wirkte sich ja bei Simone so aus, daß sie ihre weiblichen Körperformen und sogar ihre biologische Zeugungsfunktion verlor, was an der unterbrochenen Perioden-Blutung zu erkennen war. Dient also Magersucht dazu, die Verwirklichung unbewußter Inzestwünsche zu verhindern? Über ihren Vater sprach Simone auffällig wenig. Diese Hypothese konnte in späteren Gesprächen nie bestätigt werden, sie hatte für dieses Mädchen und diesen Vater wahrscheinlich keine Gültigkeit.

Schon nach wenigen Tagen fand Simone, sie sei eine andere. Sie sei über einen »Bergpaß« hinweggekommen. Wichtig sei es ihr, weg von den Eltern zu sein. Da sie noch nicht ganz über den Berg sei, bat sie mich, ihr die Eltern noch fernzuhalten. Sonst könnte sie wieder zurückfallen, bevor sie das Ziel ihres Weges erreicht habe. Sollten sie wieder einmal zu Besuch kommen, dann wolle sie mich dabei haben (als »Bergführer«?). Auch ich hatte den Wunsch, daß Simone für eine Weile weg vom kontrollierenden Bannkreis der Eltern ihre eigenen Kräfte kennenlernen sollte.

Sie habe jetzt den festen Willen, zu essen. Sie sei jetzt stärker als ihre innere »negative Seite«. Diese Worte klangen mir wieder zu einseitig tapfer. Allzu verstandesmäßig wollte sie Herr ihrer selbst werden. Gerade die innere negative Seite sollte sie ja nicht vernachlässigen, sondern kennenlernen und einbauen in ihr Leben. Ich bat sie um geduldige und sorgfältige Zusammenarbeit.

Auf unseren Spaziergängen im nahegelegenen Wald erzählte sie mir ihre Phantasien und Träume. Wenige Tage später hatte sie folgenden Traum, den sie mir anschließend sorgfältig aufschrieb:

»Zu dritt saßen wir: Peter (ein Mitpatient), Herr Dr. K. (ich = ihr Therapeut) und ich im Aufenthaltsraum. Wir hatten beschlossen, zusammen zu spielen. Dazu benutzten wir den weißen Backstein von Frl. S. (ihre Ergotherapeutin), einen leichten Ball – wie der vom Garten, er war aber aufgeblasen und wirkte dadurch nicht so plump – und die blaue Anzugsjacke von Herrn Dr. K. Es ging nun darum, die Dinge möglichst rasch weiterzugeben, und zwar bot ich dem P. die Gegenstände. Ich reichte sie ihm ganz sorgfältig, bemüht und besorgt darum, daß es ihm leichtfiel, sie zu fassen und nach Spielregel möglichst rasch weiterzugeben. Der Backstein war für ihn ein wenig schwer, und daher bereitete er ihm etwas Mühe. Es gab aber sonst keine weiteren Schwierigkeiten.
P. war ein Knabe unter zwölf Jahren.«

Die pädagogisch anmutende Zuwendung zu dem jüngeren Jungen (»unter zwölf Jahre« – also gerade das Alter, bevor sie Frau wurde!) könnte ihrem eigenen noch kindlichen Wesen gelten, das sich noch etwas schwertut mit den großen Erwartungen, die auf sie zukommen. Es ist Bewegung, fast Eile in diesem Traum, indem die drei Teilnehmer drei Dinge schnell, aber doch sorgfältig in Fluß halten. Aufs Geben und Nehmen kommt es an. Warum ist es ihr wohl so eilig? Ähnlich lag ja auch in ihrer klinischen Besserung eine Unrast! Bedeutsam schienen uns beiden die drei Dinge selbst, die von sehr verschiedener Natur waren: der *Backstein* als Ausdruck einer Last, die man beim Aufbau des Lebens zu tragen hat, der *Ball* als spielerisches Element (»nimm's nicht zu schwer!«) und die *Jacke* des Arztes, die einem das Herz wärmt, schützt und ermutigt für die schwierigen Aufgaben. Hierzu fällt ihr ein, daß sie in den letzten Tagen überhaupt zu ihrem Körper mehr Vertrauen bekommen habe.

Ich erinnere mich, wie Simone eines Tages ganz nervös einen Zettel in der Hand hielt und dann lange und ganz versonnen über diesen philosophierte. Er war in der Mitte zerrissen. So fühle sie sich, seit sie in der Klinik sei: in Stücke gerissen. Zu Hause habe sie das nicht so gespürt, da hatte sie sich total auf die eine Seite verlagert. Jetzt erlebe sie so gegensätzliche Seiten, die sie nicht zusammenbringen könne. Der zerrissene Zettel, so überlegte sie weiter, müsse jetzt fest verleimt werden, damit er wieder ein ganzer sei.

Folgende Kritzelzeichnung (Abb. 18) offenbarte wieder ihre inneren Gegensätzlichkeiten, zeigte aber auch Wege zur Überwindung:

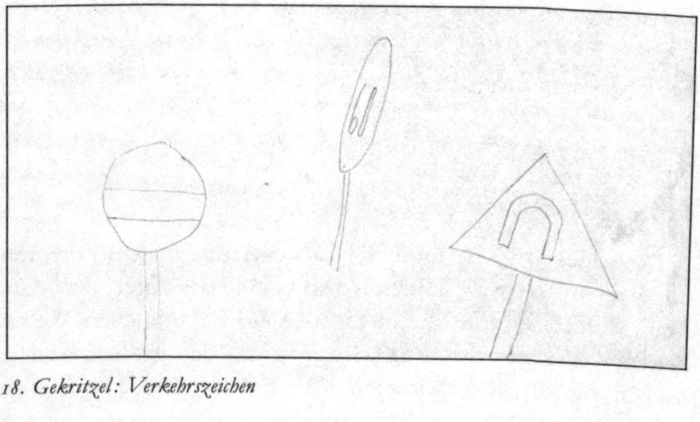

18. Gekritzel: Verkehrszeichen

Da unser Gespräch stockte, bat ich sie, auf ein Blatt Papier drei Zeichen zu malen. Sie zeichnete einen Kreis, ein Oval und ein Dreieck. Nach kurzem Nachdenken machte sie daraus in folgender Reihenfolge drei Verkehrszeichen: 1. keine Durchfahrt, Einbahnstraße, 2. Achtung Tunnel, 3. Geschwindigkeitsbeschränkung 60 km/h. Nr. 1 entspräche ihrer gegenwärtigen Situation. Sie fühlte sich gestoppt, da sie nicht, wie sie geplant hatte, ins Konfirmationslager gehen durfte. Da gebe es für sie kein Drumherum. Zu Nr. 2 meinte sie, sie müsse jetzt gewissermaßen durch einen Tunnel durch. Das bedeute einige Vorsichtsmaßnahmen, wie: Licht anmachen, langsamer fahren, nicht überholen, Beachtung der Höhe und Breite, also ziemliche Einschränkungen. Aber sie wolle durch den Tunnel durch. Dahinter würde es lichter und leichter. Wenn sie ein Vöglein wäre, könnte sie ja darüber hinwegfliegen, und ein »Vogel« wäre sie ja fast geworden bei ihrem extremen Abmagern. Jetzt würde sie aber schwerer, bekomme eine festere Beziehung zum Boden. Dieses zweite Verkehrszeichen sei ihr im Augenblick das Wichtigste. Wir streiften auch eine mögliche sexuelle Bedeutung dieses Zeichens: Scheideneingang. Nr. 3: Die Geschwindigkeitsbeschränkung entspricht auch einer Einschränkung, die sie sich jetzt auferlegt. Es gehe nicht so schnell, wie sie eigentlich wollte. Sie wolle am liebsten 90 km pro Stunde fahren. Sich einschränken, hieße – um in dem Bild zu bleiben –, Rücksicht nehmen auf die Kinder in der Straße und auf die Häuser. Denn 60 km/h sei ja die vorgeschriebene Geschwindigkeit innerhalb geschlossener Ortschaften, habe also zu tun mit der Einstellung zum Kollektiv. 60 sei aber auch das ungefähre Alter ihrer Eltern, die auch eine einschränkende Funktion für sie hätten.

Es ging Simone von Tag zu Tag deutlich besser. Sie nahm pro Woche zwei bis vier Kilogramm an Gewicht zu. Ihr Interesse an unseren Gesprächen dagegen nahm gleichzeitig ab. Tiefsitzende Probleme wollte sie nicht mehr sehen. Die tiefen Erfahrungen der letzten Wochen schienen wie weggewischt. Wie um dies auch körperlich deutlich zu machen, fehlten auch in ihrem Gesicht jetzt die Vertiefungen, alles wirkte geglättet. Die neue, für mich zu schnell gewachsene Schicht war zugleich auch ein Polster, das sie vor starken Eindrücken abschirmte. Die Zeit der Stimmungsschwankungen und inneren Bewegtheit war vorüber. Statt sich weiter vertrauensvoll zu öffnen, wurde sie eine Spur aufsässig gegen mich und meine Gesprächsversuche. Sie meinte, sie habe nun ihren »Mittelweg« gefunden. Von anderer Seite konnte ich auch hören, daß sie wie ein ganz normales Mädchen ihres Alters wirke. Mit den anderen Kindern auf der Abteilung zeigte sie sich offener und unbekümmterter. Es drängte nach Normalisierung.

Es war nur knapp vier Wochen seit Klinikaufnahme, daß sie zum Geburtstag ihres Vaters für einige Stunden nach Hause durfte. Sie kam von diesem Besuch nicht mehr zurück. Statt dessen erhielten wir einen Brief des Vaters, voll des Lobes für die erfolgreiche Behandlung seiner Tochter. Aber: Der »Familienrat« habe beschlossen, daß Simone mit ihrem starken Willen derart Fortschritte gemacht habe, daß die weitere Gesundung ruhig zu Haus erfolgen könne. – Der Versuch einer weiteren ambulanten Psychotherapie verlief im Sande. Der Schul- und Familienalltag füllte sie bald vollkommen aus, für Erinnerungen an das Kranksein war kein Platz mehr.

Zu Weihnachten erhielt ich noch einen (etwas zu) freundlichen Dankesbrief der Mutter. Dieser sollte deutlich machen, daß *sie* nach wie vor über den Dingen steht und daß *sie* das letzte Wort hat. Unausgesprochen bedankte sie sich, so schien mir, daß sie selbst am Ende ungeschoren davongekommen ist. Der gleichzeitige Dankesbrief von Simone schien ganz unter der Regie der Mutter geschrieben zu sein. Neben köstlichem Weihnachtsgebäck erhielt ich ein Büchlein, dessen Titel – neben all den Höflichkeiten – vielleicht das Ehrlichste war: »Spiel nicht mit dem Krokodil!« Sollte der Titel mich davor warnen, tiefer in gefährliche Hintergründe von Simones Krankheit vorzudringen?

Von Zeit zu Zeit schrieb mir Simone Briefe, deren Inhalt hier die weiteren Stationen ihrer Entwicklung nachzeichnen soll. Ich gebe eine Zusammenfassung des Wesentlichen:

8. 2. 1976: So sehr hin- und hergerissen zwischen zwanghaften »Freßphasen« und »heftiger Aufregung« hierüber, daß sie kaum schlafen könne.

14. 4. 1976: Sie hatte eine Knie-Operation (Meniskus). Als Hobbys pflege sie jetzt Leichtathletik und Hundedressur.

Lange hörte ich nichts mehr von Simone. Erst nach drei Jahren ließ sie wieder von sich hören:

20. 1. 1979: Vor zwei Jahren sei der Vater gestorben (Prostata-Tumor). Kürzlich habe sie das Abitur bestanden. Unsicher sei sie wegen der Berufswahl. Reicht das Geld der Mutter für das gewünschte Medizin-Studium? »Ansonsten ... bin ich etwas freier, gelöster und spontaner geworden (was auch aus dem Schriftbild sichtbar ist), nicht zuletzt durch Ihre Hilfe, wofür ich Ihnen immer noch von Herzen dankbar bin.«

Es folgte wieder eine längere Pause. Dann kam ein langer Brief, der mir vielleicht zeigte, daß das »Krokodil« nun endlich ausgebrütet war:

20. 3. 1981: »...Seit letzten Herbst verschlechterte sich die Situation (zwischen meiner Mutter und mir) zusehends, und heute ertragen wir uns kaum mehr. Im Herbst erkrankte meine Mutter an Gelbsucht und war für dreieinhalb Wochen im Spital. Als ich eines Abends einmal nicht anrief, war das ganz schlimm; denn meinetwegen war sie ja ins Spital gegangen, und ich interessierte mich nicht einmal, wie es ihr gehe. Dies wirft sie mir auch heute noch immer wieder vor. Mein Bruder und ich genossen diese paar Wochen sehr. Wir waren irgendwie befreit; ich fühlte mich frei in Entscheidungen und Unternehmungen und mir wurde bewußt, daß ich selber zu recht viel fähig war. Ich entwickelte eine ungeheure Lebensfreude und hatte mich nach Ansicht von Freunden stark verändert in recht kurzer Zeit. Andererseits durfte ich endlich einmal allein sein, wenn ich nach Hause kam, und mußte nicht jedes Erlebnis erzählen. ...Aus dem Spital entlassen, hatte meine Mutter bezeichnenderweise zwei Rückfälle: Wir setzten ihr zu, mein Bruder und ich ... Für zweimal drei Wochen waren wir dann nochmals allein. Wir führten zusammen den Haushalt und hatten es sehr lustig. ...Ich bin frech ihr gegenüber, was selbst ich nicht bestreiten kann. Irgendwie berührt es mich nicht mehr gleich wie früher: Ich rege mich auf, aber ich bin nicht traurig! ... Ich hasse es, irgend etwas vorzugeben, was gar nicht existiert ... Zu Hause arbeiten kann ich nur, wenn meine Mutter nicht da ist. Sobald ich von ihrer Anwesenheit weiß, bin ich nicht mehr konzentrationsfähig. Irgend etwas tritt in mich ein und läßt mich nicht mehr los. ...Irgendwie habe ich das Gefühl, von meiner Mutter be-

herrscht zu werden, und aus dieser Herrschaft möchte ich mich endlich befreien ... Erwachsen werde trotzdem auch ich!«

Zum Schluß zitiert sie ein Gedicht von Rainer Maria Rilke (39), von dem sie meint, es beschreibe deutlich die Beziehung zu ihrer Mutter:

»Ach wehe, meine Mutter reißt mich ein.
Da hab ich Stein auf Stein zu mir gelegt,
und stand schon wie ein kleines Haus,
um das sich groß der Tag bewegt, sogar allein.
Nun kommt die Mutter, kommt und reißt mich ein.

Sie reißt mich ein, indem sie kommt und schaut.
Sie sieht es nicht, daß einer baut.
Sie geht mir mitten durch die Wand aus Stein.
Ach wehe, meine Mutter reißt mich ein.

Die Vögel fliegen leichter um mich her.
Die fremden Hunde wissen: Das ist *der*.
Nur einzig meine Mutter kennt es nicht,
mein langsam mehr gewordenes Gesicht.

Von ihr zu mir war nie ein warmer Wind.
Sie lebt nicht dorten, wo die Lüfte sind.
Sie liegt in einem hohen Herz-Verschlag
und Christus kommt und wäscht sie jeden Tag.«

13 Jahre nach unserer ersten Begegnung erforschte ich ihre neue Adresse und rief sie wieder an. Der Name war nicht der gleiche, denn sie hatte geheiratet. Inzwischen hat sie eine ärztliche Ausbildung erfolgreich abgeschlossen und will sich bald in der Kinderheilkunde spezialisieren. Zuallererst aber will sie für ihr Kind da sein, ihre neun Monate alte Annina.

Diskussion

Die Pubertätsmagersucht scheint mir eine der größten Herausforderungen in meiner Arbeit zu sein. Selten gelingt der Umgang mit diesen Mädchen so leicht wie mit Simone.

Charlotte: Dickleibigkeit

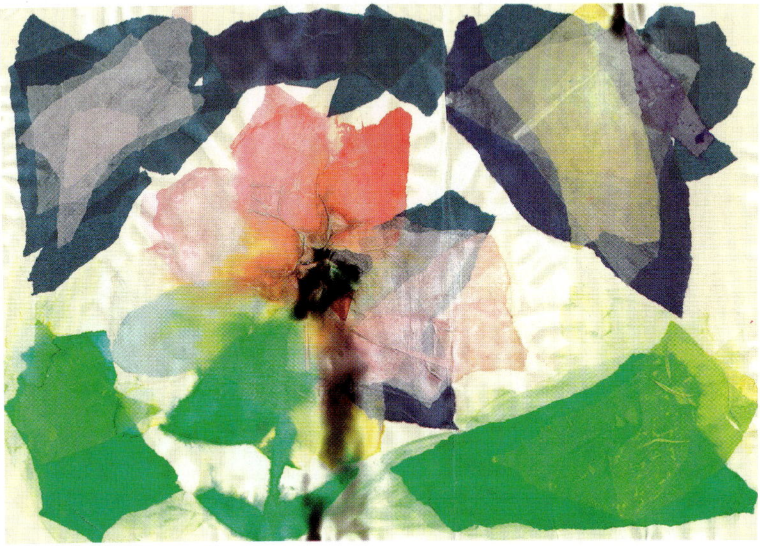

20. Collage: Blume

Roger: Erröten

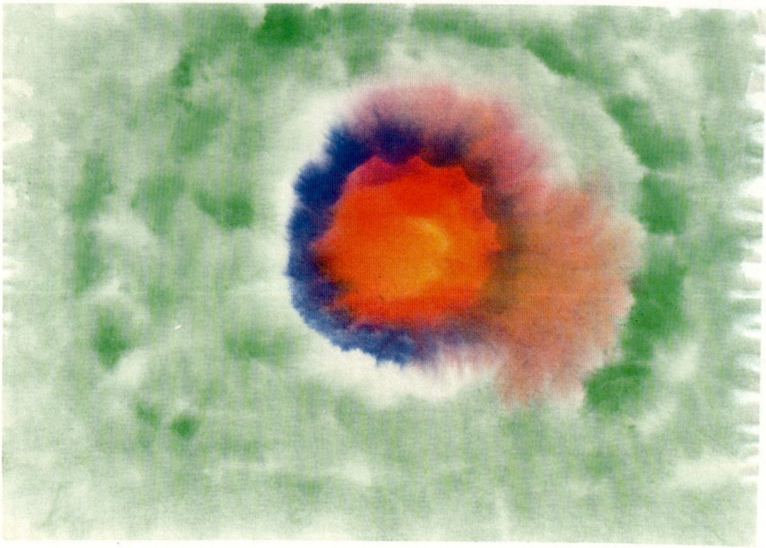

22. Aquarell: Rot fließt heraus

Elisabeth und Stefan: Leukämie

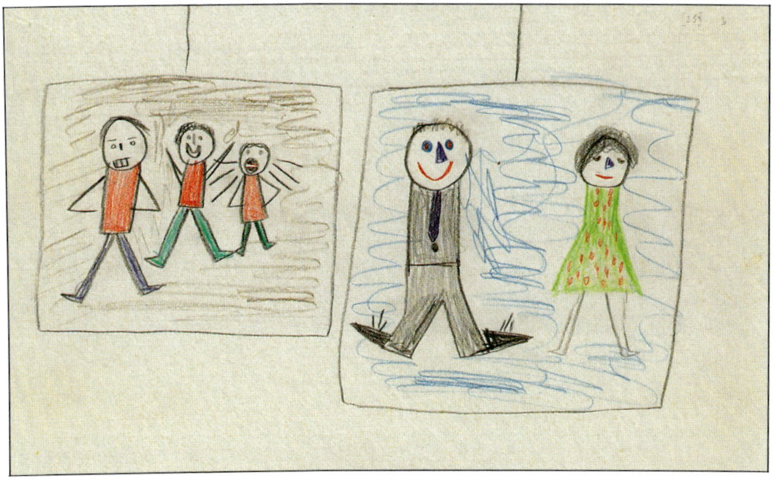

26. Die Familie

27. Der weiße Alptraum

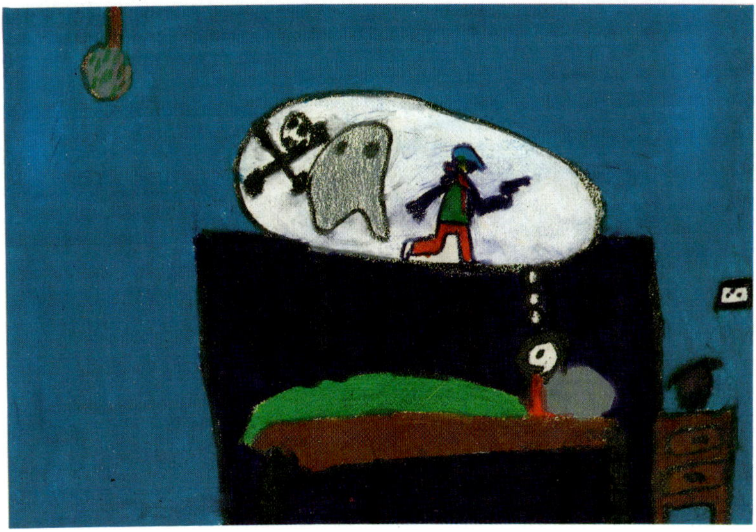

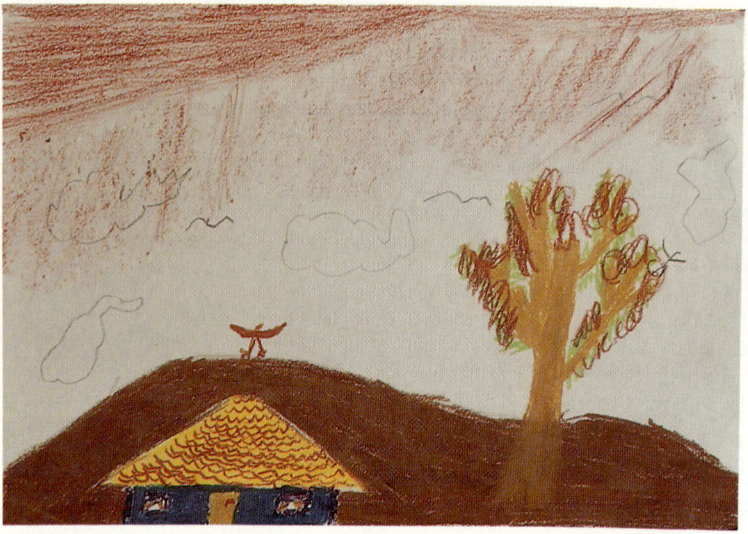

28. Zwischen Erde und Himmel

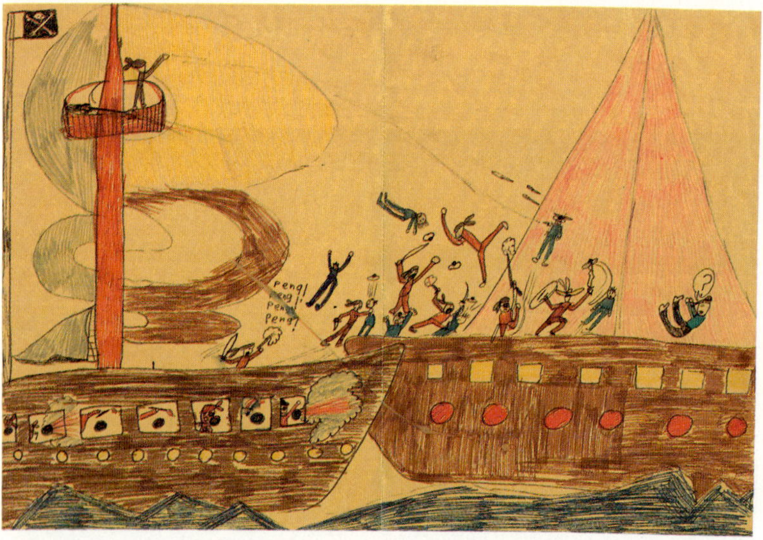

29. Seeschlacht

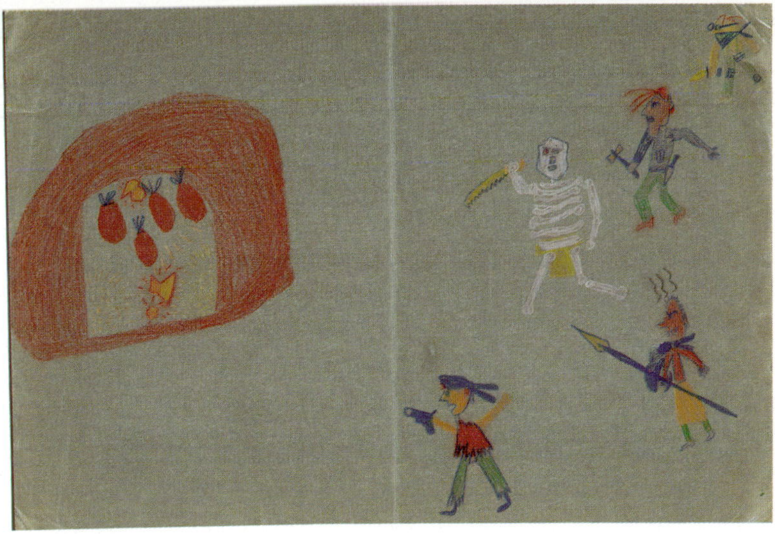

30. Ali Baba

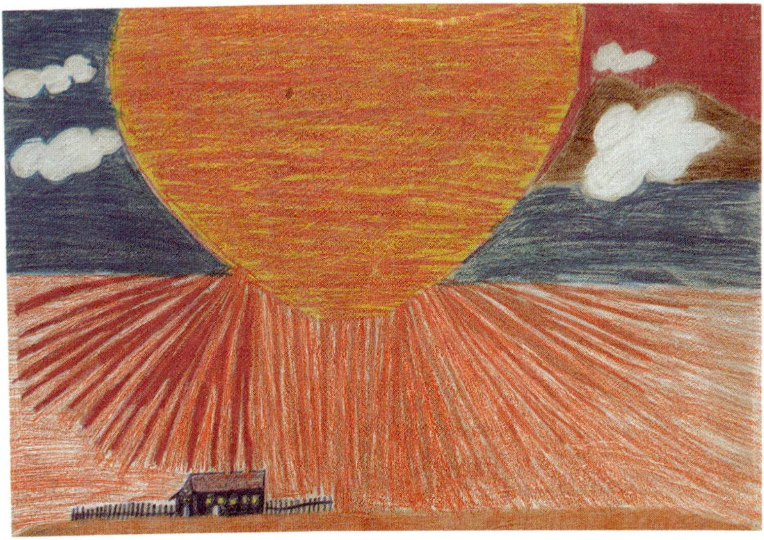

31. Kraft des Himmels

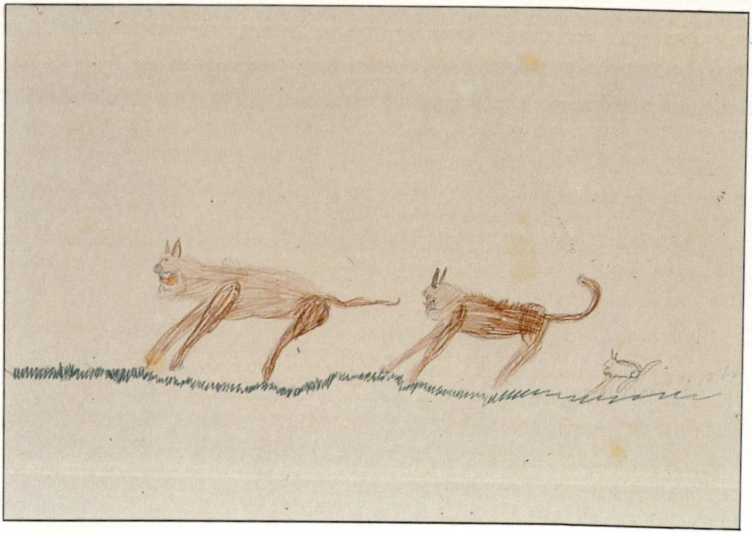

32. Drei wilde Tiere

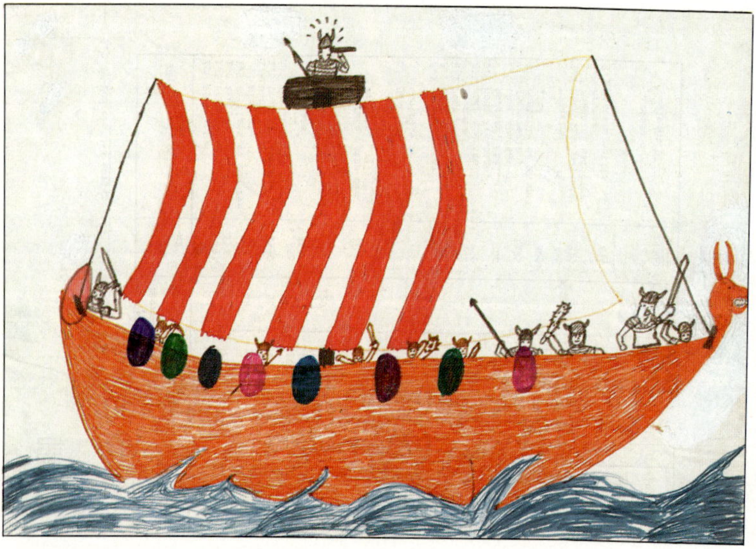

33. Wikinger-Schiff

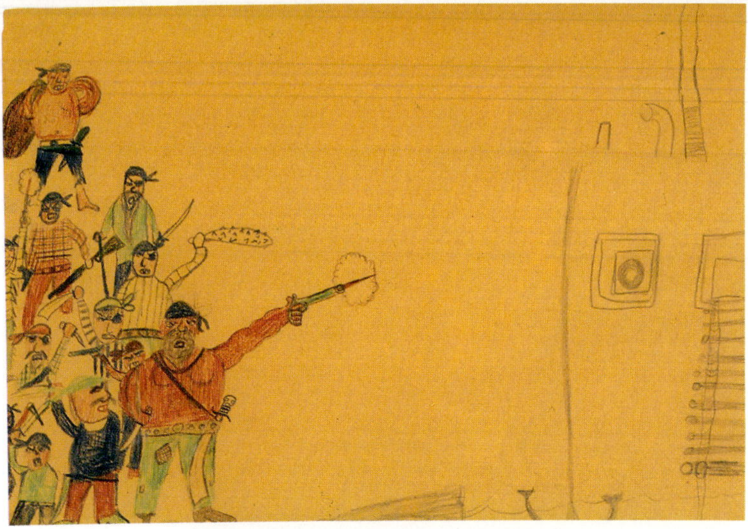

34. Die Piraten und ihr Schiff

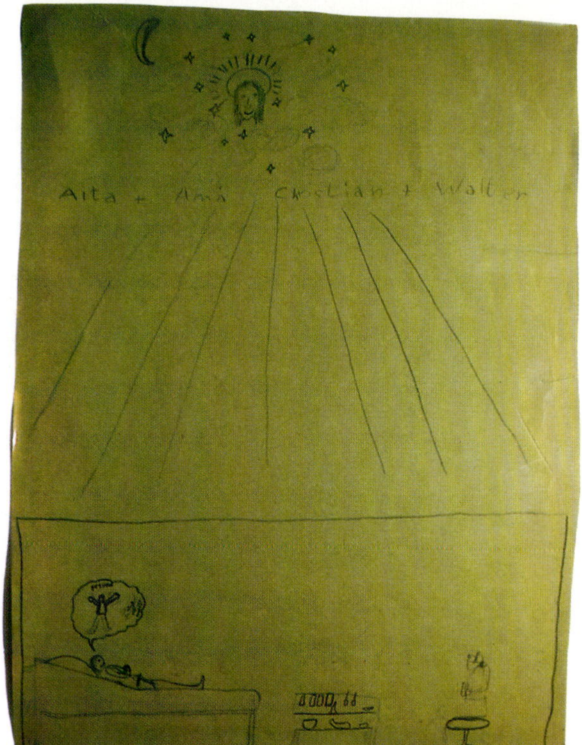

35. Sein letztes Bild

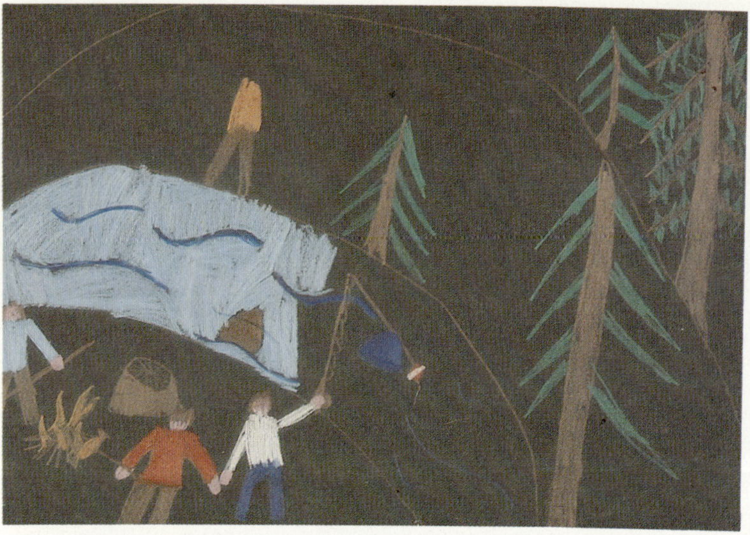

36. Nicks Zeichnung: Familienausflug in den Schwarzwald

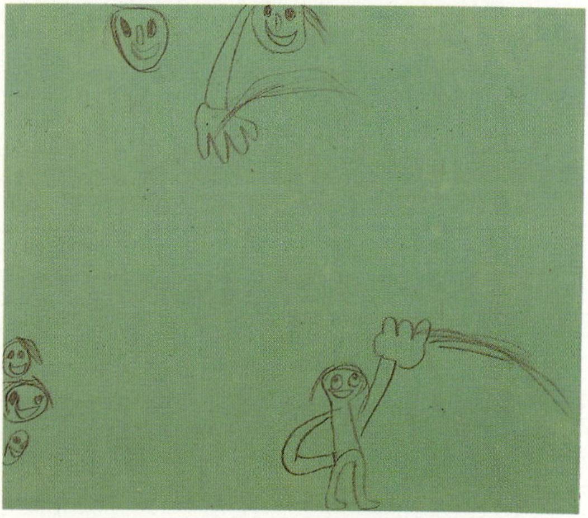

37. Ivans Zeichnung: Gruß aus dem Himmel

Es scheint, als könne man die Anorexie als eine Zivilisationskrankheit bezeichnen, die in unseren Breiten und in unseren Zeiten im Zunehmen begriffen ist. Die an die neue Zeit gebundene schicke dünne Figur dient oft als äußerer Auslöser für junge Mädchen, sich auch so dünn zu trimmen, um es der Klassenkollegin gleichzutun oder diese gar zu überholen. Knaben erkranken sehr selten an Magersucht.

Als Ursache der Anorexie wird, je nach persönlichem Hintergrund des betreffenden Forschers, Verschiedenstes angenommen: von der Annahme bestimmter anatomischer Veränderungen im Gehirn bis zu rein psychogenen Erklärungen gibt es ein breites Spektrum. Viele psychodynamische Hypothesen zur Erklärung der Magersucht kreisen um die Mutter, welche einerseits durch ihre beherrschende Stellung das Mädchen in seiner eigenen Entfaltung entmutigt, die andererseits vom Mädchen als warnendes Vorbild erlebt wird: »Den Weg meiner Mutter will ich bestimmt nicht gehen, dann lieber keine Frau werden!« Angst vor dem Frauwerden ist auch motiviert durch Angst vor Sexualität und durch Sehnsucht nach der schönen Kindheit, in der die Welt noch in Ordnung war. Es handelt sich tatsächlich um eine Sucht, mit einer sich steigernden Sogwirkung, gegen welche am Ende nur noch harte direktive Maßnahmen helfen.

Die Patientinnen haben kaum Einsicht in ihr Kranksein, im Gegenteil, sie stellen sich mit moralischer Entrüstung über die übrige Welt. Auffällig ist ihre Neigung, andere statt sich selbst zu ernähren. Das bedrohliche System des Gewichtsverlusts wird von den Mädchen bald als ihre besondere Form der Machtausübung erlebt und weist auf eine zugrundeliegende machtlose Ausgeliefertheit dieser Mädchen hin. Häufig schildert die Mutter eine besonders angenehme, auch schulisch mustergültige Entwicklung ihrer Tochter und ein betont enges und harmonisches Familienleben. Hilde Bruch beschreibt die innere und äußere Situation dieser Mädchen treffend in ihrem inzwischen klassischen Buch »Der goldene Käfig« (38).

Die Gewichtsabnahme wird teils durch Essensverweigerung erreicht, teils durch schonungslose sportliche Betätigung, teils durch Erbrechen. Zur Verhinderung der Gewichtszunahme entwickeln sie raffiniert und phantasiereich viele Tricks und Kniffe. Wegen hartnäckiger Verstopfung steigern sich diese Mädchen überdies oft in drastische Abführ-Kuren, was auch als Akt der Säuberung erlebt wird. Der Kreislauf reduziert sich sozusagen auf Sparflamme. Früh bleibt die monatliche Periodenblutung aus, sofern sie überhaupt schon eingesetzt hat.

Eine Klinikaufnahme ist oft unumgänglich, um die Mädchen aus dem lebensgefährlichen Teufelskreis herauszubringen, verbunden mit einer Ernährung per Magen-Sonde und medikamentöser Beruhigung. Die damit verbundene radikale Trennung vom alltäglichen familiären Umfeld bringt eine Durchbrechung des Musters und fördert eine tiefgreifende Neuorientierung, auch der Familie. Ein Einbezug der Familie, und damit Infragestellung der schönen Harmonie, trägt zur lange unterbliebenen Ablösung und Individuation der Mädchen bei.

Die Zeit der körperlichen und später tiefenseelischen Betreuung der magersüchtigen Mädchen bedeutet meist ein langes und zähes Ringen. Rückfälle sind häufig, auch ein Übergleiten in andere neurotische Formen des Krankseins mit besonderer Betonung der Zwangsstruktur, die den anorektischen Mädchen anhaftet.

Die Darstellung von Simones Kranksein weicht in manchem vom klassischen Muster der Magersucht ab. Die kurze und schnelle Entstehungsgeschichte ihrer Anorexie und zügige Klinik-Einweisung durch den Hausarzt trugen dazu bei, daß der oben beschriebenen Sogwirkung frühzeitig entgangen werden konnte. Eine an sich wünschenswerte Familien-Therapie kam nicht zustande, nicht einmal eine Einzeltherapie bei dem Mädchen, wenn man von den wenigen Wochen in der Klinik absieht. Die »harmonischen« Familienbande (»Familienrat«, wie der Vater schrieb) waren hier unzerbrechlich. Dennoch hinterließ Simone mir den Eindruck, als habe sie einen »Funken« Selbst-Erkenntnis mitgenommen, den sie weiter pflegte und der ihr weiter als Orientierung diente für ihren ganz eigenen Lebensweg. Ihre späteren Briefe gaben einen Eindruck von dem tapferen Kampf, in welchem sie ihre Selbstfindung errang und verteidigte.

Charlotte: Dickleibigkeit

Die Mutter des Mädchens rief mich an. Sie suchte Hilfe für ihre zwölfeinhalbjährige Tochter Charlotte, die sei so schwerfällig, faul, leiste in der Schule zu wenig, und sie als Mutter komme einfach nicht so recht an sie heran.

Für ein erstes Gespräch lade ich die ganze Familie ein. Es sind angenehme Leute, offen und verständnisvoll im Umgang. Alle außer Charlotte sind schlank und sportlich. Der großgewachsene Vater ist erfolgreich und angesehen in seinem Beruf, die gutaussehende Mutter ist früher lange Arzthelferin in der Praxis ihres eigenen Vaters gewesen. Im Arm trägt sie ihr zartes Baby, das vor vier Wochen per Kaiserschnitt zur Welt kam. Der 15jährige Bruder scheint die Existenz des Babys in seinem exakt-rationalen Verständnis eher peinlich zu finden (»Wir sind doch keine Bauernfamilie!«) und setzt sich möglichst weit davon entfernt, er wirkt sonst strahlend, hat aber auch schwere Zeiten hinter sich, früher litt er an Asthma, zeitweise war er melancholisch verstimmt. Eine siebenjährige Schwester wird als das »Glückskind« der Familie bezeichnet, sie sei intelligent und erfolgreich.

Über Charlottes Leben erfahre ich von den Eltern folgendes:

Das Licht der Welt hatte sie auf ihre Weise erblickt: Der Arzt mußte sie bei der Geburt nochmals zurückstoßen, um einen drohenden Bruch des Schlüsselbeins zu verhindern. Sie hatte schon immer großen Hunger. Schon gleich nach der Geburt war sie ein »verschlingender Mensch«, sagt die Mutter, die sich bald völlig verbraucht fühlte. Im Spital schon hieß sie »Freßsack«. Sie wurde rundlich, faul, schwerfällig und unbeholfen. Stillen kam nicht in Frage, wegen des zu großen Hungers, auch weil die Mutter damals, wie die ganze Familie, an Typhus litt. Die verschiedenen kindlichen Entwicklungsschritte machte sie eigentlich ohne Probleme. Erst in der Schulzeit bemerkten die Eltern eine gewisse Begriffsstutzigkeit.

»Alles schien an ihr herunterzugleiten, als wären es Regentropfen auf einem gespannten Schirm.« Wollte man aber doch in sie eindringen, so sei sie nur störrischer geworden, und blockierte sich für einfachste Aufgaben und Verpflichtungen. So wollte sie zum Beispiel lieber barfuß zur Schule gehen, als bei der Auswahl bestimmter Schuhe nachzugeben. Andererseits sei sie so »sanftmütig« gewesen, die kleinste Kritik habe zu einem Meer von Tränen geführt, zu mehr Abkapselung in die eigene Traumwelt.

Eine besondere Spannung entwickelte sich gegenüber der Mutter, die mit diesem widersprüchlichen Wesen – Sanftmut und Sturheit – nicht zurecht kam. Mutter und Charlotte seien zu »unterschiedliche Wetter« gewesen, sagt heute der Vater. Schon als kleines Kind fand Charlotte eher die Nähe zum Vater. Er zeigte eher Verständnis für ihre Träumereien und Flausen, auch für ihr Aufbegehren, geriet so aber in ein unlösbares Spannungsverhältnis hinein. Wenn er die Partei der Mutter ergriff, verzweifelte Charlotte so sehr, daß sie drohte davonzulaufen oder sich das Leben zu nehmen. Erst heute scheint sie eher Distanz auch zum Vater zu suchen. Die Geschwister wurden von den Spannungen um Charlotte zunehmend auch betroffen.

In der Schule bemerkte die Lehrerin seit einigen Jahren ihre schlechte Konzentration und ihre Ablenkbarkeit. »Wie ein Pudding« sitze sie oft da und schaue verträumt aus dem Fenster. »Provozierend unbeteiligt«, beschreiben es die Eltern. Daß bei ihrer Schwerfälligkeit das Turnen schwerfiel, ist klar. Konfrontiert mit Neuem, reagierte sie oft mit Angst und Blokkaden. Mit den Kameraden war sie nachtragend, launenhaft, stur. An ihrer (einzigen) Freundin hing sie wie eine Klette.

Beim Abschied nach dem ersten Familiengespräch zeigte ich allen Kindern noch kurz das Spieltherapie-Zimmer, in welchem ich künftig regelmäßig mit Charlotte zusammen sein würde. Ein kleines Leuchten in den Augen der Geschwister sagte mir, daß sie ihre Schwester nicht bedauerten.

In unsere erste Therapie-Stunde kommt sie mit gespannter Erwartung. In ihrem unsicheren Blick liegt etwas Forderndes, das mich etwas unsicher macht. Sie bringt mir ihre Fotoalben, die wir durchblättern: Auf allen Bildern findet sie sich zu dick. Tatsächlich sehen ihre Geschwister überall viel vorteilhafter aus. Sie wartet wachsam auf meine Kommentare und Reaktionen, saugt diese förmlich auf. Sie scheint dankbar für jedes Interesse, das ich ihren Fotos entgegenbringe. Am Ende der Stunde drückt sie mir lange dankbar die Hand. Ein Dank auf Vorschuß? Was erwartet sie von mir?

Zu Beginn immer: verlegene Begrüßungen. Sie wartet, was ich wohl heute mit ihr tue. Ich tue nichts, so sitzen wir einfach da, zwischen uns der Sandkasten mit feuchtem Sand. Sie streicht die Hände durch den Sand, mischt ihn, glättet ihn, dann wieder der fragende Blick zu mir. Ich weiß keine Antwort auf ihre ungestellten Fragen. Außer daß ich ihr mit aller Wachheit und herzlicher Aufmerksamkeit nahe bin und ihr zuschaue – was sie wohlwollend zu akzeptieren scheint.

Gestörter Friede

Im Sand entsteht eine friedliche Szene mit Bauernhof, ländlichen Tieren, in der Mitte ein Hirte. »Wie im Paradies«, sagt sie. Dann – ganz unvermittelt, wie von ungefähr – hält sie ein riesiges Gummi-Monster darüber: »Mit dem wäre es dann natürlich nicht so friedlich!« Obwohl es nur spaßig gemeint ist, sind wir doch beide betroffen.

Gefangenschaft

Einmal erscheint sie zur falschen Stunde. Da ich keine Zeit für sie frei habe, bitte ich sie, einen Aufsatz zu schreiben, dessen erster Satz schon vorgegeben ist: »Das Mädchen stand am offenen Fenster und schaute in die dunkle Nacht hinaus ...« Sie fährt fort:

»Sie war, seit sie auf die Welt gekommen war, in einem großen Haus eingesperrt. Ihre Mutter und Vater starben, und sie wurde zu einer bösen Frau geschickt. Nun wurde sie in das verlassene Haus eingesperrt. Jeden Tag brachte die alte Frau ihr schlechtes Essen, aber sie schimpfte

nur über das Mädchen, weil es so merkwürdig ruhig und traurig war: Sie wollte so gern mal aus diesem Haus gehen und die große Welt erforschen. Aber sie war eingeschlossen, und das Fenster war vergittert. Sie wußte nicht mehr, wie junge Leute aussehen, außer diese alte Schachtel. Jahre um Jahre vergingen. Als sie plötzlich einmal zur Türe hinausschaute, steckte der Schlüssel im Schloß. Die Alte hatte wahrscheinlich den Schlüssel steckenlassen. Sie drehte langsam um, es knarrte, und Staub wirbelte auf. Sie lief langsam aus der Tür die Treppe herunter. Sie konnte sich noch erinnern, als die alte Frau sie mit ca. drei Jahren die Treppe hinaufgeschleppt hatte. Als sie an den Ausgang kam, war die Tür verschlossen, aber zum Glück war ein Fenster nicht verriegelt, und sie stieg hinaus, mit einem Lachen auf dem Gesicht. Die Kirchenuhr läutete, und sie wußte, in einer Stunde würde die Frau sie nie mehr sehen. Sie rannte direkt in die Stadt hinein, das hatte sie noch nie gesehen, die vielen Leute und Schaufenster. Nur vor den Autos hatte sie Angst. Die stanken so und fuhren fast über sie, wenn sie die Straße überquerte. Sie dachte, was sind das für Ungeheuer, gehört dieses Tier zu den Riesenschildkröten? Jedesmal rannte sie davon. Kaum war sie wieder auf der Straße, kam wieder so ein Ungeheuer. Ihr stellte es total ab, und sie wünschte: Wäre ich doch in dem Haus geblieben! Aber da dachte sie, wie langweilig es dort war, und bereute es gleich nicht. So blieb sie in der Stadt und ernährte sich von Abfall. Sie wurde immer älter und sie malte den ganzen Tag mit Blättern. Nun kam einmal eine Künstlerin und sah ihre Bilder. Sie fragte, ob sie mit ihr malen würde? Sie könne dann bei ihr leben. Sie sagte sofort ja und wurde dann eine bekannte Malerin.

ENDE!«

Ein beredteres Selbstportrait könnte ich mir nicht denken! In vieler Hinsicht ist es das Schicksal eines Dornröschens. Zugleich teilt Charlotte mir mit, welcher Weg aus ihrer Misere herausführt. Das ganze ist ja »nur« ein Märchen, würden manche dazu sagen. Dennoch sagt es, gerade in einem tieferen Sinne, die Wahrheit. Ganz ähnlich wie auch ihr körperlicher Zustand die ganze Wahrheit sagt, obwohl es doch »nur« etwas Äußeres ist. Beides ist eine Symbol-Sprache, Ausdruck eines Geschehens, für das es keine anderen Worte gibt als eben ein

Märchen oder eine körperliche Störung. Ich will nun versuchen, die Inhalte des Märchens mit denen ihrer Lebens- und Körpersituation miteinander in Verbindung zu bringen, und beides als ihr Lebensbild zu verstehen.

»In einem großen Haus eingesperrt« – so steht sie ja tatsächlich vor mir: In einem zu dicken Körper hockt irgendwo verloren und verlassen »das Mädchen« als Sinnbild ihrer Seele, die sich befreien und entfalten möchte. Es ist wie verhext: Je trauriger und ruhiger sie wird, desto mehr wird über sie geschimpft. Ein Teufelskreis, den sie von ihrem täglichen Leben zu Hause (besonders bei der Mutter) und in der Schule (bei der Lehrerin) nur allzu gut kennt. »Schlechtes Essen« noch dazu! Merkwürdig zu erfahren, daß die Mutter schon in der Schwangerschaft eine Pilzvergiftung und im Wochenbett Typhus hatte, beides ja Nahrungsmittel-Vergiftungen, und beides wesentliche Entwicklungs-Stufen in Charlottes Leben.

Kein Wunder, daß das Mädchen aus diesem verhexten, vergifteten Haus nach so vielen Jahren endlich einmal ausbrechen will, um die Welt zu erforschen, was ja auch heißt, sich selbst in der Begegnung mit der Welt und mit den anderen jungen Menschen zu erfahren. Aber noch ist ihr Fenster vergittert – stur, wie die Lehrerin sagte. Endlich bietet sich ein Ausweg, der Schlüssel steckt schon im Loch (unbewußte Anspielung auf die Anmeldung beim Arzt durch die Mutter?). Der Weg bis hinaus in die Freiheit ist aber noch voller Hindernisse, es ist ein einsamer Weg, ein Lachen hat sie aber schon auf dem Gesicht.

Die Kirchenglocke markiert den entscheidenden Zeitabschnitt, nach welchem sie von der Alten frei sein wird. Die Welt draußen bietet aber auch ihre Widernisse. Der moderne Verkehr, ja wohl überhaupt die technisch orientierte Welt muß aus der tiefen Sicht dieser Märchenweisheit tatsächlich ein bedrohliches Ungeheuer sein, lassen wir uns das gesagt sein! Das Mädchen macht deutlich, wie sehr sie zwischen den Welten eingespannt ist: Angesichts der neuen Welt »stellt es ihr total ab«. Aber der Gedanke an ein Zurück zur »alten Schachtel« (in die Regression) ist noch scheußlicher. Die Zeit der Entbehrungen (»ernährte sich mit Abfall«) wird belohnt. Die Entwicklung zu einer bekannten Malerin versinnbildlicht die Entfaltung des Selbst, was ja wahrhaftig ein schöpferischer Akt ist.

Hiermit hatte ich einen roten Faden, das heißt eine Art Regieanweisung für die weitere Arbeit mit Charlotte. Ich hielt es für meine Aufgabe, ihr den Rücken zu stärken bei ihrem mutigen Weg hinaus aus dem alten Gemäuer in die Freiheit, und bei der Entdeckung ihrer verborgenen schöpferischen Kräfte. Es zeigte sich, daß ihr der Weg beschwerlich war: Oft mußte ich – über Dritte – hören, wie sehr es ihr »stank«, in die Therapie zu kommen, der Weg sei so schrecklich weit. Tatsächlich brauchte sie für diesen nur etwa drei Minuten! Der »weite Weg« drückte aus, wie weit sie von ihrer inneren Wirklichkeit entfernt war.

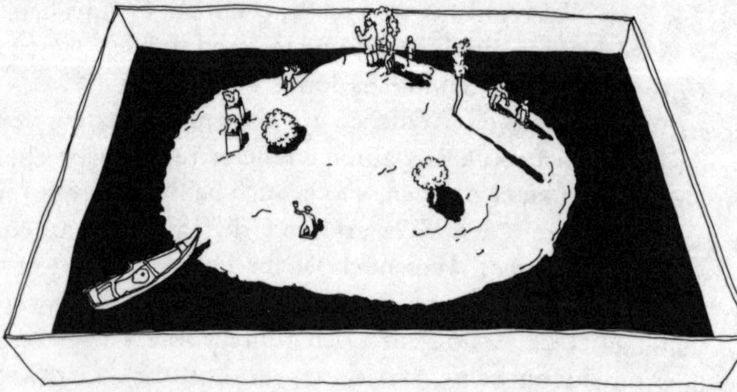

19. Sandspiel: Der ungehörte Sänger

Niemand hört zu!

War sie erst mal bei mir in der Stunde, war sie immer ganz »da«, engagiert und dankbar für mein »Da«-Sein. In ihrem neuen Sandspiel (Abb. 19) sah ich eine kegelförmige Insel, zuoberst und in der Mitte einen Mann mit einem »Lautsprecher« in der Hand, »aber es hat keine Leute« (die zuhören würden), »vielleicht sollen damit die Fische angelockt werden!« Hinter ihm steht Tarzan mit erhobener Hand (Rückenstärkung?). Zwei Kellner bringen ihm etwas zu trinken, zwei Frauen etwas zu essen. Ein Polizist sorgt dafür, daß die Boote richtig anlegen.

Ist die Nahrungs- und Getränkezufuhr Ersatz für fehlende Zuhörer? Muß Charlotte sich so vollfressen, weil keiner sie wirklich wahrnimmt? Dies schien mir ein Teufelskreis, der erlöst werden will! Wenigstens hier im Sandspiel kam etwas von ihr zur Sprache, was mich spüren ließ, daß sie sich verstanden, bestätigt und gestärkt fühlte: Sie hat bereits einen Ausdruck in ihrem Gesicht, der mich an das befreite Lachen in ihrem Märchen erinnerte, als das Mädchen durch das offene Fenster steigt. Wie ihr Sandspiel zeigt, kommt die Stärkung nicht so sehr und nur von mir, sondern aus ihrer eigenen Tiefe heraus: Tarzan – Ausdruck einer primitiven Urkraft in ihr – unterstützt die Stimme des ungehörten Sängers. Mich beeindruckte die zentrale Stellung der lautsprechenden Gestalt und die kreisrunde Form der Insel, beides zusammen erste Hinweise auf eine gelinde Selbstfindung.

Von der Mutter erfuhr ich am Telefon einige Tage später, Charlotte sei völlig verwandelt, sie habe »ihre Mitte gefunden«. Ein so früher Therapieerfolg machte mich fast stutzig. Es spielte aber etwas anderes hinein: In diesen Tagen machte sie eine Angina mit hohem Fieber durch. So oft erlebe ich, daß Kinder im Fieber sich sozusagen ausbrüten, sich durchmausern zu einem eigenen Wesens-Kern.

Das nächste Sandspiel zeigt eine galoppierende Schar weißer Pferde, die auf eine Brücke zustreben; drei Boote fahren unter der Brücke hindurch, wie durch einen Geburtskanal, hinaus ins freie Meer. Die Dynamik der Pferde deutet auf eine durchbrechende Kraft, typisch für Mädchen in der Pubertät (vor wenigen Monaten hatte sie ihre erste periodische Blutung).

Eine Seidenpapier-Collage (Abb. 20)* zeigt eine zart-duftige Blume mit dunklem Himmel und grünem Boden. Es ist ihr wohl, mir ist's wohl um sie. Sie scheint mit der Welt und ihrem Leben einigermaßen in Frieden zu sein. Nachdem sie einen Boden des Vertrauens zu mir und zu sich selbst ausgebaut hat, kann ihr Weg weiter nach innen gehen, in die eigene Tiefe.

* Mrs. Edith Wallace, New York, danke ich für ihre Einführung in diese Technik, die inzwischen einen wichtigen Platz besonders in meiner Arbeit mit Jugendlichen eingenommen hat. Nähere Erläuterung siehe »Roger«, Seite 139.

»Jetzt machen wir mal eine heilige Landschaft«, leitet sie ihr neues Sandspiel ein und setzt in der Mitte eine Art Buddha-Figur hin, die sie später etwas erhöht und mit einem runden Wall umgibt, überall verteilt »heilige Schafe«, im Hintergrund eine große indische Muschel, links zwei Kirchen, rechts vorne auf einer Insel den Stall von Bethlehem. Von dort werde über zwei Brücken Heu zur Fütterung der Schafe gebracht. Die Glocke rechts kündige den Schafen jeweils die Ankunft der Nahrung an.

Welch ein ausgeklügeltes Aufgebot von Nahrung! Wie hungrig muß das Mädchen sein! Nun gibt sie uns hier aber einen Einblick in den wahren Charakter dieses Hungers. In der Mitte sitzt Buddha, ruhend in sich selbst, erhaben über jeden irdischen Hunger. Auch der Ursprung der Nahrung – die Geburtsstätte von Christus – deutet auf einen Hunger eher nach geistiger oder religiöser Erfahrung. Die Glocke und die zwei Kirchen untermauern diesen Aspekt. Das Schaf kennen wir als Bild der Unschuld, als »Lamm Gottes« und als Christus-Symbol, damit aber auch als Opfer-Tier!

In einem späteren Sandspiel beeindruckt mich die strikte Abtrennung von zwei gegensätzlichen Welten: links eine eng gebaute Stadt, rechts wieder Bethlehems Stall, diesmal mit Tieren verschiedener Gattung, die sternförmig auf das Christus-Kind zuströmen, dazwischen ein Zaun, damit die beiden Seiten sich gegenseitig nicht stören, erklärt sie.

Nach einem halben Jahr setze ich mich wieder mit den Eltern zusammen. Der Vater zeigt sich spontan und offen, die Mutter verhalten und mit einem fragenden Ausdruck im Gesicht, wie ich ihn von Charlotte kenne. Sie sind anders, als zu Beginn der Therapie: Der Vater will jetzt »fünfe gerade sein lassen« und Charlotte nicht so schnell kritisieren. Die Mutter kann ihre komplizierte Verbundenheit mit Charlotte etwas entflechten, sich dafür mehr um ihr eigenes Leben kümmern und von ihrem »Overmanagement« loslassen, wie der Vater es treffend nannte. Einiges scheint auch mit Charlotte anders: Seit einem halben Jahr habe sie ihre Eßlust unter »Kontrolle«, und ihr Schriftbild habe sich frappant verändert, wie die Eltern berichten. Auch die Lehrerin findet das Mädchen verändert: Sie sei viel offener, »wie Tag und Nacht« gegenüber früher, wofür sie sehr dankbar sei. Die zuvor haarsträubende Orthographie sei jetzt fast fehlerfrei. Mit den Klassenkameraden sei sie konzilianter geworden und sozial mehr interessiert. Sie sei jetzt daran, ihre Lücken aufzuarbeiten.

Im Sand zeigt sie einen Dirigenten, der (diesmal!) Beachtung findet. Er steht auf einem hohen Podest, und ein militärischer Aufmarsch folgt seinem Takt. Es gibt viele Zuschauer.

Charlotte wundert sich bereits, daß sie überhaupt noch kommen müsse, es gebe ja keine Probleme mehr. Bei ihrem mangelnden »Leidensdruck« ist es mir nicht einfach, ihr den Sinn einer weiteren Therapie zu erklären, in einer Sprache, die ihr gerecht wird. Sie akzeptiert, aber fragt: »Wie lange noch?« Ich schlage vor, bis Ostern, dann sei es insgesamt ein Jahr, dann könnten wir weitersehen. Sie zögert, ist dann zu einem Kompromiß bereit und schlägt ihrerseits vor: »Bis Ostern!« Sie sei schon gern bei mir, nur das Weggehen von zu Hause zu mir falle ihr so schwer, gesteht sie. Womit sie klarmacht, daß diese Arbeit ihr etwas bedeutet, aber auch, daß eben gearbeitet werden muß. Das fällt schwer, dagegen werden immer wieder Widerstände laut, vor allem zu Hause, wo sie den Wert dieser Arbeit immer wieder ein wenig aus den Augen verliert, wo sie sich von ihrem »wahren Selbst« immer wieder ein wenig entfernt. Die (fast zu schnelle) Besserung schon zu Anfang der Therapie sah ich auch unter dem Aspekt dieses Widerstandes: Je früher sie einen Therapieerfolg vorweisen kann, desto schneller würde ich sie wieder in ihren gewohnten Alltag entlassen.

Unser Zusammensein wurde seither etwas gemütlicher: Da es kalt geworden ist, müssen wir bei mir Holz hacken und das Feuer machen. Sie bemüht sich mit der Axt, froh und stolz, daß es ein wenig gelingt. Ich zeige ihr meine neuesten Pflänzchen im Gewächshaus. Wir kommen uns näher. Sie ist durchlässiger, im wahren Sinne des Wortes weniger gepanzert.

Auch im Sandspiel wagt sie ganz neue Töne: Zunächst äußert sie gelangweilt, sie habe ja eigentlich schon alles gemacht, was man mit dem Sand machen könne. Dann, schmunzelnd: »Vielleicht die Ungeheuer? Sie denken dann natürlich wieder, das habe mit meinem Inneren zu tun. Aber das hier mache ich jetzt nur zum Spaß!« Aus meinen Regalen sucht sie alles heraus, was sie eklig findet, grausige Gummi-Gestalten, Drachen, Krokodile, Schlangen, Schildkröten, Dinosaurier. »Das taucht da auf!« – ein grauenerregendes Ungeheuer, das seinen Kopf aus einem Teich zu erheben scheint. Sie selbst staunt, was da alles aus ihr heraus auftaucht.

Sie lebt auch mir gegenüber eine kecke Lebendigkeit, die sie nie in sich vermutet hätte. Sie wird spontaner, spürbarer als lebendiges Gegenüber, auch hübscher. Ihr Vater staunt und freut sich, daß sie mit ihrem älteren Bruder zum Rock'n Roll-Kurs gehen will. Er holt sich dafür bei mir, beim »Fachmann«, das Einverständnis. Offensichtlich ist Rock'n Roll ein geradezu revolutionäres Wagnis, besonders aus der Sicht der Mutter.

Am Sandkasten sitzend streicht sie durch den (trockenen) Sand: »So könnte man ihn eigentlich lassen, das wäre gerade eine Wüste, hier Schritte im Sand.« Wie oft entsteht auch diesmal aus ganz wenig eine reiche Welt. Das Angebot des Sandkastens als freier und geschützter Raum lädt sie dazu ein, ihren inneren Reichtum zu erkennen. Am Ende findet sie sich gar nicht so phantasielos, wie sie sich selbst immer schilt. Weiter bevölkert Charlotte ihre Wüste mit wilden *und* heimischen Tieren, friedlich vereint, ein Berg und ein See. Aus vorsichtigem, verborgenem Abstand beobachtet ein Kameramann das Treiben der Tiere. Er macht »Forschungen«. Das ist nun eine überzeugende Darstellung ihrer Seelenforschung, bei welcher sie ja auch die erstaunlichsten Entdeckungen macht, wie oben schon angedeutet. Der Forscher richtet sein Objektiv aus Distanz auf Tiere, die er näher kennenlernen will. Ihre objektive Distanz und das respektvolle Interesse gegenüber diesen Kräften in der eigenen Seelentiefe ist hiermit angedeutet. Die wilden Tiere könnten einem ja auch gefährlich werden, ebenso wie ungezügelte Energien, die vielleicht allzulange im seelischen »Panzerschrank« eingesperrt waren. Im folgenden Sandspiel passiert es schon: Eine Horde von Tigern und Löwen jagen hinter einer Gruppe unschuldiger Tiere her, Giraffen, Hasen, Kamele, Ziegen, Elche. Ein Affe hat Angst und rettet sich auf einen Baum.

Pünktlich, kurz vor Ostern, erinnerte mich Charlotte an unsere Abmachung, daß die Therapie zu Ende gehen sollte. Ich ließ sie gerne ziehen. Ein letztes Sandbild (Abb. 21) gab mir ein beruhigendes Bild von ihrer Seele: Genau in der Mitte befindet sich ein runder See, ringsum kommen aus allen Richtungen Tiere verschiedenster Art, »die haben alle Durst« und trinken am See. Keine Tierart scheint benachteiligt, sie sind friedlich miteinander. Als Ganzes betrachtet, sieht das Sandbild wie eine strahlende Sonne aus.

Ihre Eltern hätten gerne eine Fortsetzung der Therapie gehabt, sind sie doch über die bisherige Entwicklung sehr erfreut. Sie habe sich so schön geöffnet und sei eine respektierte Persönlichkeit geworden. Charlotte hat erlaubt, daß die Eltern die Sandbilder (festgehalten als Diapositive) anschauen dürfen. Merkwürdig, dreimal kamen die Eltern, aber jedesmal »wollte« der Diaprojektor nicht, oder sonst etwas »klemmte«. Es war, als wäre das wertvolle Material von Charlotte nicht, oder noch nicht, für ihre Augen und Ohren bestimmt.

Ein Jahr später lud ich Charlotte einmal zum Kuchen bei mir ein. Sie war inzwischen ein hübsches, anziehendes junges Mädchen geworden... Auf meinen Wunsch schrieb sie mir ihren Werdegang rückblickend auf:

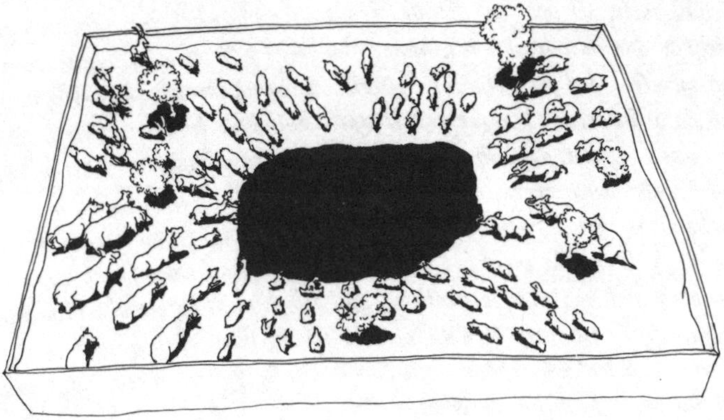

21. Sandspiel: Durstige Tiere

»Ich weiß noch, als ich klein war, da war ich oft unglücklich und mit mir selber nicht zufrieden. Es kam mir so vor, als würde ich nicht akzeptiert werden, und manchmal dachte ich, es hätte mich niemand lieb. Es kam mir auch so vor, als wäre ich ein kleines, dummes Mädchen. Ich fühlte das nicht nur zu Hause, sondern auch in der Schule, obwohl ich genug Freundinnen gehabt habe. Ich war sehr sensibel, und es brauchte nicht viel, bis ich drauflosheulte. So war es bekannt, daß man bei mir nur auf den Knopf drücken mußte, und schon ging die Sirene los... Manchmal fühlte ich mich so elend, daß ich einige Male überlegt habe, ob ich mein Bündel packen soll, um davonzulaufen. Doch ich überlegte es mir immer noch ein zweites Mal, und bis dann hatte sich meine Wut meistens gelegt. Trotzdem wollte ich mein Leben mit niemandem tauschen. Dann, nach den ersten Schuljahren, kam der große Schulwechsel, weil wir umzogen. Ich freute mich auf die neue Gegend, wo ich ein neues Leben anfangen wollte. Ich nahm mir vor, mir in der Schule Mühe zu geben und zu Hause mich ein bißchen besser den anderen anzupassen. Doch mein Leben führte ich trotzdem so weiter, wie es immer war. So verstrichen wenige Jahre, bis meine Eltern sowie der Lehrer fanden, daß etwas in meinem Leben sich ändern mußte. Ich war vollkommen der gleichen Meinung. Diesmal nahm ich mir ganz fest vor, in der Schule aufzupassen und mich anzustrengen. Genau zu dieser Zeit vernahm ich, daß ich zu einem Psychiater mußte. Ich dachte, ich werde es den Eltern zeigen, daß ich keinen Psychiater brauche, und ich glaube, ich habe es ihnen einige Monate später bewiesen. Denn ich verstand mich plötzlich sehr gut mit meinen Eltern und Geschwistern, und auch in der Schule hatte ich großen Erfolg. Ich stellte plötzlich fest, daß ich gar nicht so dumm war, wie ich immer glaubte. In dieser Zeit wurde ich wie ein zweites Mal geboren. Es fiel mir wie Schuppen von den Augen, als ich dann in meine Vergangenheit zurückblickte. In der Schule hieß es von den Lehrern, daß ich mich sehr positiv verändert hätte. Das machte mich unheimlich stark und selbständiger. Und als ich erfuhr, daß ich nicht mehr zum Psychiater mußte, merkte ich, daß große Freude in mir aufstieg. Denn da merkte ich, daß es die Erwachsenen ernst mit mir meinten und mit mir feststellten, daß ich keine Hilfe mehr brauchte. Heute denke ich nicht gern an meine Vergangenheit zurück, doch eins ist sicher: daß ich sehr froh bin, nie davongelaufen zu sein. Denn jetzt habe ich die beste Familie der Welt.«

Bevor ich das Körpersymptom dieses Mädchens mit ihrem persönlichen Leben und ihrer Familie in Beziehung setze, um ein Verstehen des Symptoms zu vermitteln, will ich zuerst allgemein einiges über Dickleibigkeit (Adipositas) bei Kindern und Jugendlichen sagen.

Es gibt klare Definitionen zur Festlegung einer Adipositas, zum Beispiel 20 Prozent über dem Standardgewicht. Dieser Maßstab wird aber nicht allen gerecht. Manche Kinder sind dicker und fühlen sich ganz wohl, andere sind unter dieser Grenze und halten sich selbst kaum aus, wie zum Beispiel Charlotte. Historisch, kulturell und sogar modisch unterliegt das ideale Körpergewicht großen Schwankungen. Dick wird und wurde mancherorts als »stark« oder »reich« angesehen. In südlichen Kulturen sind Mütter auf ihre dicken Babys besonders stolz, denn diese gelten als glücklich.

Eine körperliche Ursache der Adipositas ist die große Ausnahme, wie z.B. bestimmte angeborene Stoffwechselstörungen. Erbliche Faktoren kann es geben, eher aber ist es die Ernährungsweise, die in einer Familie weiter-»vererbt« wird. Wenn man die Entwicklung einer Adipositas untersucht, führen einen die Spuren oft bis in die Säuglingszeit zurück, wo die Art der Mutter-Kind-Beziehung das Nahrungsmuster bleibend prägen kann. Wir kennen die Mütter, die aus einem vielleicht ganz untergründigen Schuldgefühl heraus ihre Kinder kompensatorisch überernähren. Dies ist besonders der Fall, wenn Kinder schreien oder sonst unglücklich wirken. So kann einem Kind von der Wiege an die Assoziation beigebracht werden: Wenn du traurig bist, mußt du essen! So ein Kind wird es vermutlich später schwer haben, zu unterscheiden, ob es Hunger nach Liebe, nach geistiger Erkenntnis oder nach konkreter Nahrung hat. Jede dieser Hungerformen wird dann möglicherweise mit Essen beantwortet, und das zugrundeliegende Motiv verwischt sich immer mehr.

Größere Kinder fangen an, unter ihrer Fettleibigkeit zu leiden. Sie schämen sich des Körpers, den sie nicht mehr so recht als den eigenen erleben, sie isolieren sich und werden inaktiv.

Die Folge ist ein Teufelskreis: Überlagerung von weiterem seelischen »Schutt« und Zunahme des Fettpanzers, vielleicht auch als »Kummerspeck«, unter dem sie sich schützend zu vergraben scheinen. Überhaupt trennt sich die äußere Welt immer mehr von der inneren. Gefühle dringen nicht nach außen, und die Umwelt dringt nicht durch zu ihnen. Nach außen können sie unerträglich garstig und hochtrabend sein, und innerlich ist es ihnen sterbenselend. Später kommt noch die Pubertät mit all ihren körperlichen Begleiterscheinungen und macht die Adipositas oft noch undurchdringlicher. Bei Angst vor der eigenen sexuellen Lust wird der adipöse Panzer dann gerne dazu benutzt, sich vor dem anderen Geschlecht zu schützen. Am Ende ist auch das natürlich ein Angriff des Jugendlichen gegen sich selbst und die eigene Entfaltung.

Zurückblickend will ich nun versuchen, Charlottes körperliche »Aussage«, das heißt ihre Dickleibigkeit zu verstehen. Etwas in ihr hatte einen großen Hunger, nach was auch immer. Entsprechend ihrem von klein auf vorgebahnten Freß-Muster konnte sie den Hunger nur materiell, also als übermäßige Zufuhr von Speisen und Getränken stillen. Dieses Essen war aber »schlecht«, wie sie in ihrer eigenen Geschichte schreibt, denn es stillte nicht den Hunger, der – mit wachsender Reife – gemeint war: nämlich ihren Hunger nach Erkenntnis, nach Lebens-Sinn. Der Panzer von Körperfett bewährte sich daneben wohl auch als Schutz vor der Welt und dem Leben. Sie konnte sich darin zurückziehen, statt sich den Erwartungen zu stellen, die sie auf sich zukommen sah. Das war das Dilemma: Dieser Schutzpanzer behagte ihr, und doch machte er sie unglücklich. Er erwies sich als Gefängnis.

In der Therapie ließen wir das körperliche Problem völlig in den Hintergrund treten. Ich erlebe es häufig, daß ich selbst – gerade während einer erfolgreichen Therapie – den ursprünglichen Anlaß der Zuweisung zumindest vorübergehend vergesse. Eine direkte Konfrontation mit so tief gebahnten und fixierten Problemen ist meist sowieso unfruchtbar. Ich baute bei Charlotte auf eine Art innere Führung, die uns näher an den wahren Gegenstand ihres Hungers heranbringen würde. In ihren spielerischen Mitteilungen und Aufsätzen wurde immer deutlicher, daß sie sich insgeheim danach sehnte, gehört, akzeptiert und geliebt zu werden. Wie ich es bei Jungen und Mädchen in ihrem Alter kenne, wurde auch in ihr eine Suche nach etwas Größerem wach, das in ihren Spielen die Gestalt eines Hirten und einer Gottheit annahm. Auch der Wunsch nach Entfaltung ihrer verborgenen und eingesperrten Möglichkeiten sprach aus ihrem ersten Aufsatz.

Ein vorläufiger Therapieerfolg stellte sich so schnell und überraschend ein, daß eine weitere Vertiefung der Arbeit nicht möglich war. Diese hätte die Eltern, besonders die Mutter, mit eingeschlossen. Die Bedeutung und Haltung der Mutter um Charlottes Geburt herum blieb für mich weitgehend im dunkeln, dort wurden sicher die wesentlichen Weichen für die weiterbestehenden Ernährungsmuster gestellt. Warum kam das Kind schon so hungrig auf die Welt? Warum antwortete die Mutter so gereizt darauf? Warum bekamen alle Typhus in dieser Zeit?

Ich lasse diese Fragen hier offen und gebe keine vorschnellen Scheinantworten. Denn der therapeutische Alltag ist häufig so. Erfolge stellen sich ein, das Leben geht weiter, und weiteres Fragen ist müßig.

Michaela: Beinschmerzen

Ein Chirurg der Kinderklinik rief mich an, ob ich eine seiner Patientinnen anschauen könnte. Das 16jährige Mädchen habe seit Monaten ständige Schmerzen am rechten Fuß. Schon viele Untersuchungen beim Hausarzt waren vorangegangen, ohne Ergebnis. Auch die Ärzte in der Klinik fanden keine Ursache für ihre Schmerzen. In einer diffizilen Operation hatten die Chirurgen den schmerzhaften Bereich operativ untersucht, die betreffenden Nerven freigelegt, um dem Rätsel auf die Spur zu komen, aber nichts gefunden. Das Mädchen schien hierüber zu triumphieren, als habe sie über die Ärzte einen Sieg errungen. Der Chef selber engagierte sich besonders für das Mädchen, und sie hatte größtes Vertrauen in ihn und seine chirurgische Kunst. Da auch verschiedene physikalische Behandlungs-Techniken keine Linderung brachten, entschlossen sich die Ärzte, ihr eine Placebo-Medikation zu geben (verpackt in gewöhnlich aussehende Tabletten, aber keinen Wirkstoff enthaltend). Das half vorübergehend. Dann wurde es aber schlimmer: Sie bekam plötzlich stärkste Ohrenschmerzen, ohne daß im Ohr irgendein Befund festgestellt werden konnte. Die Fußschmerzen dehnten sich in den Unterschenkel bis zum Knie aus, mit starker Berührungsempfindlichkeit. Eine Injektion von Placebo in den schmerzhaften Bereich brachte wieder für einige Stunden Erleichterung.

Bei meinem ersten Besuch sah ich sie im Bett liegen, ein großgewachsenes, hübsches Mädchen mit einem Leidensgesicht. Immer wieder drehte sie sich stöhnend um. Es schien ihr wohl zu sein, gepflegt zu werden. Sie liebte den Spitalbetrieb mit den emsigen Schwestern, der Sauberkeit, den kleinen Kindern, die getröstet werden müssen. Sie wollte auch Kinderschwester werden. Ihr einziger Freund sei ihr Hund, er hieß Amigo. Ihr Bruder, zwei Jahre jünger als sie, ging schon in die Sekundarschule, sie selbst hat es bisher nur in die Realschule geschafft. Gerade seien die Klassen neu eingeteilt worden. Was wird sein, fragt sie sich besorgt, wenn sie wegen ihres Klinikaufenthaltes erst später dazukomme und alle gehören schon in Grüppchen? Sie stehe dann außerhalb. Hierbei verzog sie vor Schmerzen ihr Gesicht und wies auf ihr Bein, das zur Schonung in einer Schiene fixiert war. Seit der letzten Besprechung mit dem Professor seien die verdammten Fußschmerzen höher hinaufgekommen, heute sogar bis ans Knie. Ihr Vater reagiere ungeduldig auf sie und sagte, sie solle positiver denken. Täglich habe sie Physiotherapie für ihr Bein, das täte aber so weh, daß sie jetzt froh sei, statt dessen meinen Besuch zu haben. Auch der Weg in den Turnraum sei – auch mit ihren Stöcken – höchst beschwerlich.

Die Schmerzen schienen ihr wichtig, ja sogar lieb zu sein. Warum fluchte sie dann so darauf? Ich besprach mit ihr folgenden Plan: »Wir wollen freundschaftlich mit den Schmerzen in deinem Fuß umgehen, vielleicht mit ihnen irgendwie ins Gespräch kommen. Könntest du mal ein Bild von den Schmerzen malen?« »Ja, die sind wie ein böses Tier mit vielen Köpfen«, sagte sie sogleich.

Ich dachte bei dieser Beschreibung an die schrecklichen Gorgonen (Medusa, Euryale und Stheno) aus der griechischen Mythologie, deren Anblick einen sofort zu Stein erstarren läßt, wie es in den Mythen heißt. Die Heldentat des Perseus war es ja, der einzigen sterblichen dieser drei Schwestern – Medusa – das Haupt abzuschlagen. Mit diesen Biestern Freundschaft zu schließen, war dann doch zu viel verlangt, mußte ich zugeben. Um ihrer Herr zu werden, mußte man sich ein Herz fassen und – mit Hilfe der Götter – kräftig zuschlagen. Allerdings, nur einen der vielen Köpfe abzuhauen, wäre sinnlos, es würden nur noch mehr Köpfe nachwachsen. Es ging um alles oder nichts. Jeder Eingriff, der dem Mädchen helfen sollte, war ja auch prompt gefolgt von einer Steigerung ihrer Schmerzen, als wüchsen neue Schlangen aus dem Gorgonen-Haupt. War es nicht auch so, daß Michaela »wie zu Stein« erlahmte beim Anblick ihres Unwesens? Waren doch ihre Schmerzen so gewaltig, daß sie keinen Schritt mehr gehen konnte.

Nach unserem ersten Zusammensein schien mir Michaela

vertrauend und bereit, weiterzuarbeiten. Doch als ich wieder kam, einige Tage später, war ich nicht mehr willkommen. Sie habe auch ihren Eltern gesagt, ich müsse nicht mehr kommen, denn ich nehme ihre Beschwerden nicht ernst, sondern würde sie »nur« als psychisch ansehen.

Der chirurgische Stationsbetrieb um sie herum, das Bein in der Schiene, ihr schmerzliches Stöhnen, das alles zusammen diente ihr wie eine Barriere, hinter der sie sich verschanzte. Sie könne sich nicht vorstellen, daß ihre Schmerzen auch nur beeinflußt werden könnten von ihrem Gefühlsleben. Ich sei übrigens der einzige, der solche absurden Ideen hätte. Immerhin habe der Professor ihr eine Spritzenbehandlung verordnet (dreimal täglich eine Placebo-Injektion), so könne sie die Schmerzen gerade noch aushalten. In meiner Gegenwart tat sie alles, daß ich mir lächerlich vorkommen mußte, einen so schweren chirurgischen Fall nicht »ernst« zu nehmen.

Also versuchte ich, zunächst das Vertrauen der Eltern zu gewinnen. Der Mutter war es peinlich, daß Michaela mich gegenüber den Eltern »Kiepenheuer-Ungeheuer« titulierte. Sie waren dankbar, wenn man ihnen in der Notlage mit Michaela half. Es waren gepflegte, »ganz normale« Leute, wie der Vater von vornherein versicherte, um nur keine falschen Vermutungen aufkommen zu lassen. Sie zeigten eine feine Einfühlung in die Lebenssituation von Michaela. Der jüngere Bruder Markus sei ein unproblematisches, gewinnendes Kind, unbekümmert und erfolgreich in der Schule. Bei Michaela dagegen gab es immer Pech mit der Schule: verständnislose Lehrer, Schulwechsel, dadurch Isolation unter den Mitschülern. Sie gab sich viel mehr mit kleinen Kindern und alten Leuten ab als mit Gleichaltrigen. Mit der bald vorgesehenen Krankenschwesterausbildung würde es jetzt wohl nichts werden, bei ihrer bescheidenen Schulkarriere. Je näher das Ende des Schuljahres kam und damit das entscheidende Zeugnis, desto größer wurden die Fußschmerzen. Die Familien-Skiferien mußten wegen ihr abgesagt werden, da sie völlig von ihren Krücken abhängig war. Je mehr der Vater ihr die Schmerzen ausreden wollte und sie ermahnte, sich doch »positiver« einzustellen, desto mehr klammerte sie sich an ihre Stöcke. Jetzt, seit sie in der Klinik sei, zeige sie den Eltern die kalte Schulter. Die Mutter fragte mich, ob sie Michaela jetzt überhaupt noch besuchen solle. Das Mädchen war ihnen auf schmerzliche Weise entrückt.

Kürzlich war ihre Konfirmation. Der Pfarrer machte ein sinnreiches Spiel mit den Konfirmanden: Sie sollten einen Berg von Schachteln, die vor ihnen – als Symbol für die Hindernisse auf ihrem Lebensweg – aufgebaut waren, zur Seite räumen. Michaela habe aber nicht *eine* Schachtel angefaßt, sich überhaupt nicht an der Feier beteiligen wollen. Sie sei irgendwie »hängengeblieben«.

Im Geiste sah ich Michaela wie gelähmt vor diesen Konfirmationsschachteln stehen. Mir wurde deutlich, daß sie vor einem zentralen Übergang in ihrem Leben stand: Die sozialen erwachsenen Erwartungen (Entscheidungen betreffend Berufswahl) drängten von außen auf sie zu, die körperliche, geschlechtliche Entwicklung machte sie schon zur Frau, und die dem Alter gemäße Frage nach Sinn (Religion) drängte von innen. Dies sind zugleich die wesentlichen Bereiche, in denen die Pubertätsentwicklung stattfindet. Ein Kenner der griechischen Mythologie hat die drei Gorgonen mit eben diesen drei Aspekten der Entwicklung in Zusammenhang gebracht. Sie seien Ausgeburten pervertierter, disharmonischer Entwicklungen: Euryale verkörpere eine Verirrung der sozialen, Medusa der sexuellen und Stheno der geistigen Entwicklung.

Dann würde also die »versteinerte« Situation des Mädchens eine Verirrung der Entwicklung, eine Disharmonie im sozialen, sexuellen und geistigen Bereich bedeuten. Es handelte sich also um eine Hürde, die sich der Pubertäts-Entwicklung in den Weg legt, ein Initiations-Hindernis. Wie aber sollten wir dieser Situation Herr werden, wie sollte Michaela diese Hürde nehmen?

Zunächst schien mir, mußte dem Mädchen erlaubt werden, krank zu sein. Denn der kranke Fuß schützte sie vor den großen Entwicklungsschritten, denen sie sich noch nicht gewachsen fühlte.

Eine weitere Betrachtung drängte sich aber auf: Ihre Fußschmerzen, die sie sich »machte« – nicht bewußt – und die ja durch die eingreifenden Untersuchungen (auf die sie drängte) sogar noch physisch realisiert wurden, haben den Charakter einer Selbstbestrafung, ganz abgesehen von den einschneidenden Konsequenzen für ihr sonstiges Fortkommen. Wofür aber sollte sie sich bestrafen? Hat sie heimliche, vielleicht nur unbewußte sexuelle Wünsche, die sie für bestrafenswert hält? Die zerstörerische Note dieses Symptoms läßt auch auf eine Aggression schließen, die unbewußt einem anderen gilt, die sie aber selbstbestrafend gegen sich selber richtet, eine bis hinunter in den Fuß gerutschte Wut sozusagen.

So fühlte ich mich vorbereitet, ihr zu begegnen und auf ihr Leiden neu einzugehen. Aber weit gefehlt. Ich war ihr offensichtlich ein Dorn im Auge, und sie verbat sich meine weiteren Besuche. Zu mir habe sie kein Vertrauen. Sie habe mit ihrem Pfarrer Kontakt aufgenommen, den kenne sie besser als mich. Das ging mir nah, berührte auch meinen Stolz. Ich wunderte mich, daß sie ausgerechnet den Pfarrer wünschte, bei dem sie sich doch verweigert hatte, als sie bei der Konfirmation die symbolischen Hürden nehmen sollte. Andererseits fand ich darin eine Bestätigung, daß sie sich vor geistige oder religiöse Fragen gestellt sah. Etwas war in Bewegung gekommen.

Wie stand ich nun da? Vom chirurgischen Kollegen wurde ich gerufen, von der Patientin wieder entlassen! Habe ich versagt? Den Kollegen erklärte ich, daß ich die Flinte nicht so schnell ins Korn werfen würde. Vielmehr würde ich mich als Bösewicht weiter zur Verfügung stellen. Die Chirurgen akzeptierten dies gern, denn sie stellten fest, daß Michaela nach meinen Besuchen, über die sie fluchte, jedesmal ein wenig lebendiger und beweglicher geworden war. Die Stöcke brauche sie nicht mehr, und wenn sie abgelenkt werde, habe sie auch keine Schmerzen mehr.

Da ich mich entschlossen hatte, mit ihr weiter zu arbeiten, beschränkte ich mich darauf, ihr zu schreiben. Sie antwortete prompt, mit Kopie an den Chef:

»*...Ich finde die Zusammenarbeit mit Ihnen völlig überflüssig! Warum? Weil ich erstens überhaupt kein bißchen Vertrauen zu Ihnen habe und zweitens, weil ich finde, diese Behandlung ist völlig unnötig.*

Meine Eltern und ich sind zu diesem Entschluß gekommen: die Behandlung sofort einzustellen! Es wäre also mein sehnlichster Wunsch! Sind Sie einverstanden mit meinem Vorschlag? So, ich habe auch Prof. ... orientiert über diesen Brief! So, das wär's! Somit verbleibe ich mit freundlichen Grüßen, Michaela ...«

Ich war nicht einverstanden, sondern spielte meine undankbare Rolle weiter. Wenn sie von »sehnlichstem Wunsch« schrieb, dann mußte in unseren Begegnungen ein wesentlicher, zentraler Punkt berührt worden sein, der jetzt nicht wieder verlorengehen sollte. Ich wagte sogar wieder einen kurzen Besuch. Ihr nächster Brief war diesmal mit Schreibmaschine geschrieben:

»Über diesen Besuch von heute bin ich sehr enttäuscht. Da es mir heute sehr schlecht geht, habe ich Ihnen nicht sagen können, wie ich mich tödlich aufgeregt habe über Ihren Besuch.«

Des weiteren schreibt sie, daß sie den Klinik-Austritt für die nächsten Tage ins Auge gefaßt habe, wodurch sich weitere Besuche für mich erübrigen würden.

Nach einigen Tagen folgte ein höflicher Brief der Eltern: Sie hätten sich »nach reiflicher Überlegung und im Anschluß an ein Gespräch mit Michaela entschlossen, mich zu bitten, die psychiatrische Behandlung ab sofort einzustellen«.

Die Schmerzen waren verschwunden, keine Medikamente und keine Stöcke waren mehr nötig. »Dann doch lieber gesund sein, als sich einem solchen Kiepenheuer-Ungeheuer aussetzen zu müssen!« könnte sie im stillen gesagt haben.

Was sich in der geheimen Tiefe abgespielt hat, erfuhr ich aus einem Büchlein, das sie während des Spitalaufenthaltes in der Patientenschule geschrieben hatte. Erst später, als alles vorüber war, bekam ich es zu sehen. Es ist eine reich ausgeschmückte märchenartige Geschichte, die ich hier stark gekürzt wiedergebe.

Tinti und die Seenixe

Im dunkelblauen Meer schwimmt eine Seenixe. Sie hat einen Fischschwanz.

...

Man sieht große Wolken heranschweben. Es ist ein Gewitter im Anzug. Die Wellen werden immer größer, und die Seenixe verschwindet langsam im Wasser.

...

Die Seenixe begegnet Fischen und Meerestieren. Es herrscht eine tiefe Stille. Ganz verschwommen sieht man unten den Meeresgrund mit braungelbem Sand und vielen Pflanzen und Steinen.

In der Ferne hört man ein dumpfes Grollen. Es ist das Gewitter, das sich nähert. Schon fallen die ersten Tropfen. Bald wird der Regen zu einem tobenden Sturm, und die Wellen überschlagen sich mit schäumenden Kronen. Eine Palme wird geknickt und fällt mit großer Wucht ins Wasser. Sie wird von den Wellen weggetragen.

...

Sie schlüpft schnell in ihre Bucht unter der Insel. Dort ist ganz klares Wasser drin. Dort hat es aus Sand Bänklein und Tischlein. Es sieht aus wie ein heimeliges Stübchen. Es hat Licht darin.

...

...Aber o je! Sie begegnet einem riesengroßen rabenschwarzen Ungeheuer! Dem Walfisch! Schnell wie der Blitz will die schöne Seenixe davonschwimmen! Aber der große Wal ist schneller! Er packt die Seenixe zwischen seine Riesenzähne und beißt ihr ein großes Stück Schwanz ab! Die Seenixe blutet so stark, daß sie sich hinlegen und einen großen Verband über ihren verwundeten Schwanz binden muß! ...

Sie erwacht aus ihrem tiefen Schlaf. Voll Erstaunen schaut sie hin, und zu ihrer Verblüffung ist ihr Körper unverletzt! Jetzt erst begreift sie, daß alles nur ein böser Traum gewesen ist. Erleichtert schnauft sie auf!

Voller Freude schwimmt sie im Nu den schmalen dunklen Flur hinaus ins blaue Meer...!

Schon vertilgt sie die ersten Fischlein und Pflanzen. Da begegnet ihr ein komisches Tier mit vielen Armen und Beinen! Die Seenixe versteckt sich wie der Blitz hinter einem großen Stein und guckt neckisch dahinter hervor.

Mit der Zeit befreunden sich die beiden und verstehen sich sehr gut. Aber die Seenixe hat immer noch ein wenig Respekt vor diesen unheimlich vielen Armen und Beinen ihres neuen Freundes. Die zwei schwimmen und spielen zusammen im Wasser und haben es vergnügt …

Leider hatte die Seenixe vergessen, das liebe Tier nach seinem Namen und Aufenthalt zu fragen. Auf der langen Suche begegnet sie einem Seestern. Die erschöpfte Seenixe fragt: »Habe ich dich gerade geweckt?« – »Ja! Aber das macht gar nichts. Was wünschest du?« – »Oh, ich bin auf der Suche nach einem weißen großen Tier mit ganz vielen Armen und Beinen.« Die schöne Seenixe erschrickt, nachdem sie sieht, wie der Seestern zurückfährt, als sie von diesem Tier erzählt.

»So«, sagt der Seestern, »und hat er dich nicht angegriffen, als du ihm gestern begegnet bist?«

»Oh, nein!« antwortet die Seenixe. »Wir haben zusammen gespielt und es sehr lustig gehabt! – Warum?« fragt die Seenixe erschrocken, »warum fragst du mich das?« Der Seestern erwidert ganz traurig: »Weißt du, weil dieses gemeine Biest meine Mutter, meinen Vater und meine lieben Geschwister alle aufgefressen hat.«

…

Die Seenixe weiß nicht, ob sie dem Seestern oder dem lustigen weißen Tier glauben soll.

…

Wieder in ihrer schönen Sandwohnung, will sie sich zur Sicherheit tief eingraben. Sie fängt mit einem großen schweren Hammer an, den festgepreßten Sand wegzuschaffen. Bum, bum, bum! Mit den großen Nägeln bohrt sie ein tiefes Loch in den Sand. Oh! Plötzlich tönt es ganz hohl! Die schöne Seenixe bohrt und bohrt immer weiter und tiefer in den Sand hinein. Plötzlich hört sie ein komisches Geräusch. Der Hammer schlägt und schlägt, aber er stößt immer wieder auf einen harten Gegenstand. Es tönt hohl! Zu ihrem größten Erstaunen entdeckt sie eine riesengroße Holzkiste, die ist bis zum Rand voll mit Gold, Perlen und Edelsteinen. Die Seenixe schließt den Deckel sorgfältig wieder zu und denkt nach, wo sie diesen wertvollen Schatz verstecken könnte.

…

Nach einer Weile schleicht sich der Seestern in die Wohnung ein und stiehlt der schönen Seenixe die ganze Schatzkiste!

…

Zu ihrer Erleichterung trifft die Seenixe wieder ihren Freund, den

Tintenfisch. »Du lieber Tintenfisch, ich muß dir was erzählen. ...fand ich eine riesengroße Schatzkiste!« ...»Oh... und wo hast du sie jetzt?« fragte der Tintenfisch neugierig... »Der Seestern hat die Schatzkiste gestohlen! Zum guten Glück hat er seine abgebrochene Spitze in meiner Wohnung zurückgelassen! Sonst wüßte ich gar nicht mit Sicherheit, daß er es gewesen ist.« ...»Oh, ich helfe dir schon, wenn du einverstanden bist.«

...

Die kleine Seenixe schläft an diesem Abend ganz besonders gut ein. Doch mitten in der tiefen dunklen Nacht schleicht sich der böse Seestern wieder in ihre Wohnung und nimmt sie ganz sanft auf seinen Seesternarm und schwimmt mit ihr davon...!

Von alledem merkt die flinke Seenixe natürlich gar nichts! Erst am frühen Morgen bemerkt sie an ihrem Schwanz eine schwere Kette, an der eine riesengroße Gewichtskugel befestigt ist. Als sich die kleine Seenixe noch genauer umgeschaut hat, bemerkt sie voller Schreck, daß sie in einer düsteren, vergitterten Kammer gefesselt ist.

...

Bald erscheinen zwischen den schmalen Gitterstäben die vielen hellweißen Arme und Beine! Der Tintenfisch sprengt mit seinen Armen und Beinen das Gefängnis auf. Er schwimmt so schnell zu der Seenixe hin und befreit sie von der Kette. Überglücklich schwimmen die zwei hinaus ins große Meer. Sie verabschieden sich voneinander und schwimmen nach Hause.

Auf dem Heimweg geraten sie in ein Loch und entdecken dahinter die Wohnung des Seesterns mitsamt der entführten Schatzkiste. Der Seestern liegt tot in der Ecke. Da bekommen die beiden doch Mitleid: »Vielleicht hat er ganz starke Schmerzen gehabt, und es ist ihm sicher gutgegangen, daß er hat sterben können.«

...

»Mir ist eine Super-Idee gekommen«, ruft die Seenixe freudig dem Tinti zu, »aber ich weiß nicht, ob du auch damit einverstanden bist! Wir könnten ja zu zweit in diese Höhle ziehen und uns hier niederlassen?« »Oh, ja!« rufen die zwei überglücklich, und die junge Seenixe freut sich über alles und denkt immer wieder an das Zusammenleben mit dem Tinti!

»Wann wollen wir das machen?« – »Oh«, erwidert die Seenixe überglücklich, »am liebsten würde ich es heute nacht tun!« – »Ja, ja, ich

auch!« – und wie der Blitz schleppen die zwei den Seestern aus seiner Höhle und graben ihm ein schön großes Loch in den Sand!

Ganz sorgfältig legen sie ihn hinein und decken ihn mit Sand wieder zu. Seitdem die beiden in derselben Nacht in die Höhle eingezogen sind, haben sie ein glückliches und frohes Leben miteinander.

Dieses Drama und sein glücklicher Ausgang beschreibt Michaelas innere Situation besser und glaubhafter, als jeder psychologische Test es könnte. Aber von einer Verwirklichung dieses »Happy-End« schien sie mir noch weit entfernt. Vielmehr war es eine Art Programm der in ihr vorhandenen Möglichkeiten, vergleichbar mit einem Initial-Traum bei einer beginnenden Analyse. Immerhin war das glückliche Ende für sie doch so greifbar, daß sie ihre Krücke beiseite legen und ihrer Wege gehen konnte.

Protagonist und Held der Geschichte ist die Seenixe. Das große tiefe Meer drückt aus, wie tief im Unbewußten die Auseinandersetzung stattfindet. Das Fruchtwasser im Mutterleib hat erstaunlicherweise eine ganz ähnliche Zusammensetzung wie das Meerwasser. Und auch stammesgeschichtlich gesehen entspringt der Mensch (über Fisch, Lurch, Säugetier) dem Wasser. Eine Seenixe kann natürlich nicht laufen, sie ist von Natur aus ans Wasser gebunden. Ein sehr langer Entwicklungsweg erst würde sie aufs Land führen. So ist das Meer ein Ort des geschützten Rückzuges, der Regression, sowohl in persönlicher wie in kollektiver, menschheitsgeschichtlicher Perspektive. Zugleich birgt dieses tiefe Wasser aber auch größte Gefahren: Es enthält fressende Ungeheuer. Was tief unten im Meer, im Unbewußten passiert, das fand in der äußeren Wirklichkeit seinen Niederschlag, gerade deshalb, weil es noch unbewußt war: Sie kann ihr Bein nicht mehr benutzen, als wäre es abgebissen wie der Schwanz der Seenixe. Neben der Angst, die Macht des Unbewußten (Meeresungeheuer) könnte ihre aufkeimende Bewußtheit abbeißen, sind vielleicht auch sexuelle Assoziationen berechtigt, wie sie oben schon an anderer Stelle angedeutet waren. Insbesondere könnte ein Mädchen ihres Alters die monatliche Periodenblutung als eine solche Verletzung erleben. Denn sie ist »einschneidend« für ein junges

Mädchen, was ja auch im Erleben durch die Tatsache der periodisch blutenden »Wunde« bestätigt wird.

Die Wassertiere erinnerten mich an das vielköpfige Ungeheuer, mit dem Kontakt aufzunehmen ich ihr geraten hatte. Es wunderte mich nicht, daß die Mutter, die auch diese Geschichte zu lesen bekam, den Verdacht äußerte, der Tintenfisch sei sicher eine Darstellung von mir. Erstaunlicherweise ist es gerade dieser vielköpfige Fisch, der nachher ihr bester Freund und liebevoll »Tinti« genannt wird, was eine erfolgreiche Integration der Schattenfigur ankündigt. Es ist gerade der erlöste Schatten, welcher für die weitere Entfaltung so wesentlich ist.

Dieser Prozeß setzte Energien frei, die zu weiteren Taten befähigen: In der Geschichte erprobt die Heldin – in der schützenden Wärme und unter Wasser – all die Beziehungen, Konflikte und Freundschaften, die im Leben möglich sind. Zentrales Geschehen und Ziel der tiefen Arbeit ist sicher das Aufspüren des Schatzes und damit der in ihr verborgenen Lebensmöglichkeiten. Die Schatzsuche wird damit zur Verbildlichung der Selbstwerdung, der Individuation.

Einige Wochen nach der Entlassung aus der Klinik erhielt ich vom Hausarzt die Nachricht, daß es ihr gar nicht besser gehe. Sie habe weiterhin Schmerzen an der Operationsstelle und am Unterschenkel. Man dürfe diese Stellen kaum berühren. Sie hinke und komme in keinen Schuh hinein. Im Internat sei sie nicht besonders glücklich.

Da ich weiter nichts hörte, rief ich drei Jahre später an, um zu erfahren, wie es weitergegangen sei. Die Mutter erinnerte sich: Damals während des Klinikaufenthaltes sei es ihr so vorgekommen, als wäre ein »Eiterfurunkel« aufgegangen. Michaela habe ihren Dampf ablassen können, das sei ihre Rettung und Heilung gewesen. Von den Eltern habe sie sich damals »lawinenartig« abgelöst. Ihr, der Mutter, sei das Ganze fast unheimlich gewesen. Danach erlebte die Mutter sie nicht mehr als ihr Kind, sondern vielmehr wie eine Freundin, es sei ein schönes Verhältnis geworden.

Seither sei es bergauf gegangen. Im Internat, das sie anschließend an die Klinik besuchte, habe sie anfangs Heimweh gehabt. Ihre beruflichen Wünsche jedoch hätten sich bis jetzt nicht erfüllt. Michaela habe zu ihrer großen Enttäuschung die Eintrittsprüfung in die Kinderkrankenschwesternschule nicht bestanden. Statt dessen machte sie verschiedene Praktika in Kliniken, in der Hoffnung auf Aufnahme in eine andere Krankenschwester-Schule. Mit Michaela in der Familie ging es weiterhin wunderbar, »so schön, wie es gar nicht wahr sein kann«, schwärmte die Mutter. Damit hatte sie nur allzu recht. Es war nicht wahr, sondern nur ein Teil der Wahrheit, der andere, dunklere Teil der Wahrheit blieb »heruntergeschluckt«, wie sich bald zeigte:

Je mehr Michaela sich der neuen entscheidenden Klippe, der Aufnahme in die Schwesternschule näherte, desto mehr bekam sie Bauchweh, bald kamen Blähungen und Durchfälle dazu, »ein wildes Durcheinander«, wie der skeptisch gewordene Hausarzt es ausdrückte. Zu seinem Erstaunen hatte sie dann aber doch einen handfesten Befund: eine Infektion des Darmes mit einem seltenen Erreger. Nach der (medizinisch) erfolgreichen Behandlung waren die Beschwerden aber die gleichen. Also doch wieder »nur psychosomatisch«, beruhigte der Hausarzt die Eltern. Dann kamen aber noch beunruhigendere Symptome hinzu: eine Blutarmut mit vermindertem Eisengehalt im Blut, entstanden durch eine gestörte Eisenaufnahme im Darm, also nochmals eigentlich ein eindeutig körperliches Leiden. Wieder Klinik, wieder Abklärung und (körperliche) Behandlung. Das Blut war wieder gut, aber wieder kamen Attacken von Bauchschmerzen, diesmal so dramatisch, daß sie mit Verdacht auf eine akute Bilddarmentzündung operiert wurde. Der entfernte Blinddarm war aber ganz normal, auch die übrigen Bauchorgane, die bei dieser Operation gründlich inspiziert wurden. Nach der Operation änderten sich die Schmerzen, sie wanderten in den Oberschenkel, als Folge der Bauchoperation? Der Hausarzt, der sich verständlicherweise nicht mehr von diesen vielen Symptomen jagen lassen wollte, war jetzt überzeugt, daß alles nur »hysterisch« sei, und riet von weiteren Maßnahmen ab.

Es war so, als ob ihr Körper mit zunehmendem Krankheitszeichen immer lauter »schrie«, weil die Seele nicht gehört wurde, weder von Michaela noch von ihrer Umwelt. Ich staunte über den Phantasie-Reichtum ihres Körpers, der immerhin wie eine Notbremse oder Alarmglocke wirkte. Diese neue Krankheits-Serie war für Michaela eine notwendige Besinnungspause. Sie kam auf den Boden ihrer wirklichen Möglichkeiten, indem sie von der sie überfordernden Schwestern-Ausbildung Abstand nehmen konnte. Dieses Berufsziel war bis jetzt eher Ausdruck ihrer eigenen Pflegebedürftigkeit als ihrer Pflegefähigkeit. Statt dessen lernt sie jetzt den Beruf der Podologin, ein Pflegeberuf, der wahrhaftig ganz auf dem Boden, bei den Füßen beginnt. Sie fühlt sich ganz wohl dabei.

So lernte Michaela »gehen«.

Diskussion

Nur mit einem Unbehagen möchte ich bei diesem jungen Mädchen von einer Hysterie sprechen, weil der Begriff (zu Unrecht) einen verurteilenden, abwertenden Beigeschmack erhalten hat. Und dennoch gehören die beschriebenen Erscheinungen in diesen Formenkreis. Kinder reagieren interessanterweise selten hysterisch, in der Pubertät, besonders bei Mädchen, beobachtet man eine Häufung. Im antiken Griechenland galt Hysterie als ein Frauenleiden, das auf krankhafte Vorgänge in der Gebärmutter zurückgeführt (Hystera, griechisch = Gebärmutter) wurde. Ende letzten Jahrhunderts und um die Jahrhundertwende wurden eindrucksvolle und dramatische Bilder von hysterischen Anfällen gesehen und veröffentlicht (Charcot, Freud u.a.). Heute sind die Erscheinungen viel diskreter. Das mag mit dem Klima des damaligen »rosa Zeitalter« zu tun haben, welches viele natürliche Regungen, insbesondere der Triebwelt, hinter einem rosa Vorhang zu verschleiern suchte.

Die Theorien zur Hysterie waren damals revolutionär und der Ausgangspunkt für pionierhafte Erkenntnisse von Sigmund Freud und später von Carl Gustav Jung. Daß im hysterischen Symptom der verborgene Beweggrund oft so klar zutage tritt, macht die Hysterie zu einer Art Modell für das psychosomatische Denken überhaupt.

Die hysterische Erscheinung ist so etwas wie eine umgelenkte Regung, deshalb Konversion genannt. Die Regung, oder die Energie, wirkt in lähmender Weise auf irgendein Körperorgan, statt daß sie als körperliche oder verbale Äußerung ihren freien Weg nach außen findet. Die Auswahl der Organe, die betroffen sein können, ist reich, phantasievoll könnte man sagen. Am häufigsten und bekanntesten sind die Kloßgefühle im Hals (Globus hystericus). Häufig sind hysterische Lähmungen verschiedenster Organe, vor allem der Beine. Auch das Sehen zum Beispiel kann vorübergehend gestört sein (hysterische Blindheit oder Gesichtsfeldausfälle), ebenso der Tastsinn, der Schmerzsinn (Anästhesie), der Gleichgewichtssinn (Abasie). Auch eine überschießende Schmerz- oder Tastsensation (Hyperästhesis) kann hysterisch bedingt sein. Manche Formen von Krampfanfällen, Delirien und Schlafwandeln gehören hierher, bis hin zu hysterischen Ohnmachten. Diese Ausfälle und Anfälle geben oft zu umfangreichen Untersuchungen, ja zu chirurgischen Maßnahmen Anlaß.

Entweder findet der Arzt dann nichts, oder er stellt eine Verlegenheitsdiagnose und bietet eine Verlegenheitstherapie an. Neben diesen reinen Formen von hysterischen Manifestationen kann es natürlich geschehen, daß zunächst echt körperliche Leiden hysterisch überlagert oder gefärbt sind. Bei der Untersuchung der hysterischen Lähmungen fällt dem Arzt auf, daß der gelähmte Bereich nicht mit der anatomisch-korrekten Aufteilung des Nervensystems übereinstimmt, womit bewiesen ist, daß die Lähmung nicht durch eine organische Schädigung (der Nerven) bedingt ist.

Die Wahl des gestörten Organs scheint mir Ausdruck einer gewissen schöpferischen Phantasie zu sein. Deshalb spricht mich bei den hysterischen Erscheinungen die symbolische Bedeutung des betreffenden Organes besonders an. Unsererseits braucht es dann weniger Phantasie, um die unbewußte Absicht des Symptoms zu verstehen: Eine plötzlich auftretende und wieder verschwindende Blindheit macht aufmerksam auf Gesehenes, das der Betreffende lieber ungesehen machen möchte. Das Rätsel eines plötzlichen Zusammensinkens bei scheinbar versagendem Gleichgewichtssinn löst sich fast von selbst, wenn man den Erfolg des Anfalles beobachtet: Ein nahestehender Helfer nimmt den oder die Zusammenstürzende rettend in die Arme.

Das hysterische Symptom setzt unausgesprochene Absichten durch und hat deshalb wohl einen so schlechten Ruf. Dem Betreffenden muß man aber wohl zugute halten, daß er seine Absicht gegenwärtig nicht anders ausdrücken kann, weil er sie nicht bewußt weiß, nicht wissen will oder nicht wissen darf. Deshalb hatte die Hysterie ihre Blütezeit in jenem »rosa Zeitalter«, wo man vor Scham »lieber im Boden versunken« wäre, als daß man zum Beispiel die heimlichen Liebeswünsche zur Lehrerin erraten gesehen hätte.

Michaelas Fuß- und Beinschmerzen hatten sowohl die Eltern wie die Ärzte zunächst in die Irre geführt und in Verlegenheit gebracht. Es war der Verständigkeit, dem Feingefühl der Chirurgen zu verdanken, daß Michaela nicht als »nur« hysterisch abgeschoben wurde, sondern daß man den »Aufforderungscharakter« ihres Symptoms ernst nahm. Michaela konnte und wollte nicht mehr in die Richtung weitergehen, die ihr vorgezeichnet war. Ihr krankes Bein berechtigte sie dazu. Sie machte von diesem Innehalten besten Gebrauch, wenn man den Werdegang der Seenixe in ihrer Geschichte verfolgt: Sie tauchte hinab in die (eigene) Tiefe, setzte sich mit dunklen, aggressiven Mächten auseinander, baute freundschaftliche Beziehungen auf und entdeckte am Ende ihre innersten Werte. Dies geschah alles sehr gerafft in Form dieser Geschichte, aber die Wirkung ging doch so weit auf sie als Ganzes über, daß sie wieder gehen konnte, bis sie später durch andere hysterisch gefärbte Krisen noch zentraler betroffen war. Heute ist sie soweit, daß sie einer seelischen Bearbeitung der darunterliegenden Probleme zustimmt.

Roger: Erröten

Zuerst rief mich sein Kinderarzt an: Roger habe seit seiner Phimose-Operation (Beschneidung wegen verengter Vorhaut) eine absonderliche Reaktion, er werde dauernd rot im Gesicht, ohne jeden erkennbaren Anlaß. Die Mutter habe ihn, den Kinderarzt, beunruhigt gefragt, was denn mit Roger werden solle, wenn er einmal verlobt sei.

Mit Mühe fand die Mutter, die ihren Sohn begleitete, den Weg zu meiner Praxis, die ihr gar nicht wie eine Arztpraxis vorkam (da sie mitten in einer alten Gärtnerei verborgen ist). Sie verabschiedete sich sogleich wieder und überließ mir Roger.

Ich staunte, denn ich erwartete einen $14\frac{1}{2}$jährigen Knaben, statt dessen war Roger ein groß gewachsener, gepflegter junger Mann. Er wirkte eher wie 18jährig. Während der weiteren Arbeit wirkte er dann zunehmend »jünger«. Vielleicht gerade durch seine leicht verschämte Zurückhaltung strahlte er einen gewissen Charme aus. Ich bot ihm zuerst an, die Praxis mit Spielzimmer und Garten anzuschauen, auch um ihm den Druck zu nehmen, jetzt schon über ganz Persönliches reden zu müssen. Aber gerade das suchte er. Er nahm schnell Platz (in der Ecke, die andere Kinder die »gediegene« nennen) und »legte los«, zunächst in seiner Muttersprache Französisch, die ihm für persönliche Mitteilungen lieber war.

Sein großes Problem sei das Rotwerden, besonders in der Schule, zum Beispiel wenn er aufgerufen werde. Nur schon der Gedanke ans Rotwerden löse in ihm Panikgefühle aus. Er denke, man müsse es ihm schon von weitem ansehen, was in ihm vorgehe. Auch unterwegs, zum Beispiel in der Straßenbahn, fühle er sich den schonungslosen Blicken der Leute ausgeliefert und ahne, daß alle über ihn flüsterten. Auf Schritt und Tritt behindere ihn das Rotwerden oder mehr noch: die Angst vor dem Rotwerden. Um diesem Problem zu entkommen, besuche er jetzt seit einigen Monaten die Schule in Frankreich und wohne bei Verwandten seiner Eltern, die von dort stammen. Aber in Frankreich gehe es ihm keine Spur besser, eher schlimmer. Seine Schulleistungen (Gymnasium) waren mustergültig, aber die Angst vor dem Aufgerufenwerden durch den Lehrer blockierte ihn im Weiterkommen. Seine Ansprüche an sich selbst waren sehr hoch, auch im Moralischen. Zum Stichwort Mädchen schwieg er lange. Nein, dafür interessiere er sich nicht, er sei eben anders.

In der zweiten Stunde teilte er mir mit, er habe sich entschlossen, erstens nicht nach Frankreich zurückzukehren, zweitens wieder hier am Ort seiner Eltern zur Schule zu gehen und drittens sich bei mir einer »Kur« zu unterziehen. Ich wußte nicht, was das für ihn heißen sollte, sagte aber, ich wolle versuchen, ihm diese »Kur« anzubieten. Über Psychiater hatte er schon viel gehört und gelesen. Offenbar hielt man in seiner Umgebung nicht viel von ihnen. Er aber schien sehnlichst darauf gewartet zu haben, an einem sicheren Ort seine Geheimnisse mitteilen zu können. Ich mußte ihm versprechen, daß ich seine Eltern auf jeden Fall heraushalten würde. Er legte Wert darauf, daß ich ganz für ihn da sei. Ein hoher Anspruch, mit dem er mich bedrängte! Nach unserer ersten Stunde hatte er begonnen, ein Tagebuch zu schreiben, das er nun mitbrachte.

Er führte das Tagebuch in Form eines Gespräches mit einem vertrauenswürdigen Freund. Er schwor diesem, fast etwas pathetisch, totale Aufrichtigkeit. So konnte er mir sein großes Geheimnis mitteilen, ohne direkt mich als Gegenüber ansprechen zu müssen. Das Geheimnis, das schon seit Jahren auf seiner Seele lastete, war: Er sei anders als die anderen, denn er könne nur Männer lieben. Er wisse aber, wie unmöglich das sei in unserer Welt. Aus Angst vor der Schmach tat er auch alles, daß eine solche Beziehung nicht möglich wurde. So sei er immer hin- und hergerissen zwischen Anpassung an die allgemeine Moral und seinen homosexuellen Sehnsüchten. Er fühlte sich unsäglich einsam, er könne mit niemandem über sein Problem sprechen, geschweige denn eine Erwiderung der Gefühle erwarten. Selbstbefriedigung komme für ihn nicht in Frage, es dränge ihn danach, seine Neigung auszuleben.

Ich glaubte ihn zu erleichtern, als ich ihm erklärte, daß sich viele Knaben in seinem Alter zum gleichen Geschlecht hingezogen fühlen, bis sie reif werden für das andere. Aber mit dieser Bemerkung fühlte er sich nicht vollgenommen. Er sei eben kein Kind mehr. Seit dem Alter von zehn Jahren habe er schon so gefühlt. Nur ganz kurz sei er einmal in ein Mädchen verliebt gewesen. Seine Eltern wüßten nichts von alledem. Sie bedrängten ihn hie und da: »Wenn du erst mal eine Freundin hast, wird alles viel besser, du wirst schon sehen!« und so weiter. »Wenn die wüßten!« meinte Roger. Ihm graute vor der Vorstellung, sie könnten etwas herausbekommen. Und dennoch bahnte er sich den Weg, zumindest bei den Eltern, in Richtung »coming out«, wie die homosexuellen Jugendlichen das Offenlegen ihrer wahren Neigung nennen. Zu Hause spielte er oft ein »Fräulein«, aber so, als wäre es nur zum Spaß. Damit wollte er seine Eltern – sozusagen vorsorglich – mit der Vorstellung eines weiblich empfindenden Mannes vertraut machen. Als Kind schon habe er mit den Mädchen und wie die Mädchen gespielt. Er könne sich deshalb eigentlich nicht als homosexuell ansehen, denn er empfinde ja so, als wäre er eine Frau. Und die Neigung einer Frau zu einem Mann sei doch heterosexuell!

Er erkannte, daß er sich ganz nach dem Vorbild seiner Mutter geformt habe. Denn er bewunderte sie und verabscheute seinen Vater. Ich vermutete, zumindest als *ein* Motiv für seinen erotischen Wunsch nach einem Mann, daß er auf der Suche nach einem Vater war, nach dessen Bild er sich formen konnte.

Homosexualität ist keine »psychosomatische Krankheit«, sie soll hier nur so weit erörtert werden, als sie mit seiner Körperlichkeit eng zusammenhängt. Seine bangen Fragen um »Homosexualität« waren in unserer Arbeit auch nur Zwischenstation. Sobald sein großer Wunsch nach einem Liebespartner ausgesprochen war, war das große Drängen schon vorüber. Er fing sogar an, sich für ein Mädchen in seiner Klasse zu interessieren, zwar nur kameradschaftlich, wie er betonte. Aber immerhin, zuvor schienen Mädchen kaum für ihn zu existieren.

Seit er seine Gedanken ins Tagebuch schrieb, war einiger Druck von ihm genommen. Rot werde er nicht mehr seither, sagte er erleichtert. Wir malten zusammen Aquarelle, über die wir miteinander sprachen. Eines seiner Bilder (Abb. 22) zeigte eine »Zwiebel«, wie er es beschrieb. Außen eine blaue Schicht, im Innern rot und gelb. Auf dem nassen Papier strömte das Rot über die blaue Wand hinaus und breitete sich über das Papier aus. Es war wie eine Darstellung seiner gegenwärtigen Empfindung: Denn es war ihm so, als ob er sich geöffnet hätte und seine starken, bisher eingekapselten Gefühle endlich nach außen dringen könnten. Bisher habe er sich immer wie hinter einer Glaswand gefühlt. Das Bild erinnerte mich auch an sein Erröten, das ja auch einer (allerdings ganz ungewollten und unwillkürlichen) Offenbarung verborgener Gefühle entspricht. Diesem Gedanken folgend, wäre das Erröten ein Durchbruch eines allzu groß gewordenen Gefühlsdruckes, von Gefühlsinhalten, die es sozusagen »nicht mehr aushalten«, eingesperrt zu sein, und – gegen den bewußten Willen des Trägers – nach außen und zum Leben kommen wollen. Soweit hatte sein Leit-Symptom, eben das Erröten, seinen Zweck erfüllt: Indem es als Krankheitssymptom anerkannt wurde, hatte es zur entlastenden Aussprache veranlaßt. Das war aber nur der Anfang. Das Symptom war sozusagen die Eintrittskarte. Bald hatte Roger es vergessen, und sein Blick richtete sich auf anderes, auf den Inhalt der bisher verschlossenen »Kapsel«.

Tief aus seiner »Kapsel« quoll nun neues Material hervor: Er vertraute mir ein kompliziertes System von Gedanken an, die ihn viele Stunden des Tages ausfüllten. Er hatte eine raffinierte Technik von Gegenhandlungen entwickelt, um böse Gedanken mit guten Gedanken zurückzudrängen, eine Art Exorzismus. Ein unwiderstehlicher Zwang drängte ihn zum Beispiel, eine Türklinke nochmals und immer wieder anzufassen, um damit etwas vermeintlich Böses wieder rückgängig zu machen. Durch Berührung andererseits befürchtete er, Dinge und Menschen auf fatale Weise zu beeinflussen. Ebenso flossen, wenn er jemanden oder etwas berührte, »Kräfte« auf ihn über. Das ging bis hin zu gräßlichen Besessenheitsängsten. Diese Ein-Flüsse fanden besonders dann statt, wenn zwischen ihm und dem anderen (sei es Mensch oder Ding) ein moralischer Unterschied bestand. War der andere gut, so würde er diesen schlecht beeinflussen, war dieser schlecht, so würde er selbst von diesem schlecht beeinflußt, so als wäre seine Haut allzu durchlässig. Hatte er deshalb die Sehnsucht nach dem gleichen Geschlecht, weil er sich dort vor diesem spannungsreichen Unterschied sicher fühlen darf? Bei dieser »dünnen Haut« versteht man seine Angst vor Nähe und Beziehung ganz allgemein. Ich verstand nun auch, warum er bei der Begrüßung mir nur so kurz und ängstlich seine Hand hinhielt, als könnte ein elektrischer Schlag herüberspringen. Auch das Rotwerden war bei ihm eine deutlich sichtbare Manifestation dieser Durchlässigkeit.

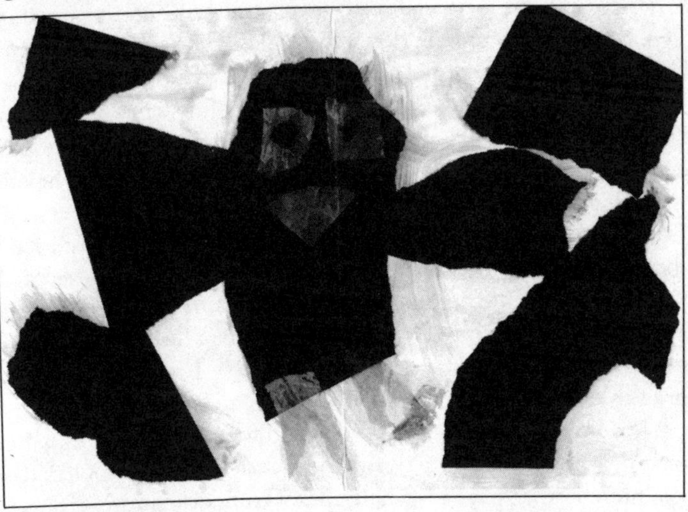

23. Collage: Teufel

Um tiefer mit seiner geheimen, bedrohlichen Welt vertraut zu werden, bot ich ihm eine neue Technik an: Seidenpapier-Collage. Mit einem breiten Spektrum von farbigen Seidenpapieren, mit Fischkleister auf die Unterlage geklebt, konnte er ein Bild entstehen lassen. Der schöne Vorzug dieser Collage ist, daß der bewußte Wille weniger Chance hat zur Manifestation als das »Zufällige«: Die gerissenen Papierfetzen haben zufällige Formen und überlappen sich mit anderen ebenso zufällig. In ganz verblüffender Weise sind die Bilder am Ende aber Abbilder der eigenen Seele und sprechen den Betroffenen tief an. Für

Roger war dieser Einblick in seine eigene Tiefe geradezu erschreckend. Es entstand ein schwarzes eulenähnliches Unwesen mit grünem Schnabel, gelben Augen und gelben Krallen, umgeben von vier schwarzen Wolken (Abb. 23). Er fragte mich ängstlich, ob es richtig sei, sich diesen Dingen zu widmen. Roger lehrte mich, seinen Widerstand zu respektieren. Wir gingen auf Themen seines alltäglichen Lebens über. Sein Ich erforderte Stärkung, bevor er den bedrohlichen Mächten des Unbekannten begegnen konnte. Wir legten das Bild zur Seite, und ich betrachtete es später allein für mich.

Die Fratze eines Teufels blickte mir aus dem Bild entgegen. Erst später konnte er auch mit Worten seine Teufelsvorstellungen bei mir loswerden: der Teufel, das seien seine sinnlichen Begierden. Die seien nicht gottgefällig. Er fühle sich zwischen Gott und Teufel hin- und hergezogen, ohne seinen Platz dazwischen zu finden. Teuflisches erlebte er aber auch in vielen anderen Bereichen des Alltags und der Phantasie. Wenn Sexualität Genuß bedeutete, dann war für ihn jeder Genuß verwerflich. Um dem Teuflischen nicht zu verfallen, hatte er sich ganz in eine moralische Askese zurückgezogen, indem er sich schwor, seinen körperlichen Wünschen nie und nimmer nachzugeben. Zwar schuf er sich so fürs erste Ruhe von seiner Verdammnis. Mich aber beunruhigte diese Einseitigkeit, denn er »schluckte« ein wichtiges Stück Leben einfach »runter«.

»Wer ewig schluckt, der stirbt von innen«, hatte er einmal in einem Schulaufsatz sehr treffend geschrieben. Dieser Gedanke könnte zu einer psychosomatischen Grunderkenntnis erhoben werden. War nicht er selbst so ein »armer Schlucker«, der seine Gefühle hinunterschluckte und, statt sie herauszuspucken, in sich drin gefangenhielt? Sein Körper reagierte auf die ihm eigene Weise. Das »Sterben von innen« sprang von einem Organ zum anderen:

Dieses Schlucken selber manifestierte sich in einem peinigenden *Schluck-Tick*. Seine Sehnsucht nach Hingabe hielt er so fest zurück, daß sie verräterisch *errötend* sein Gesicht überflutete. So viele starke Gedanken hielt er in seinem Kopf eingesperrt, bis er *Kopfweh* bekam (»Ich will alles in mir behalten, und *es* will hinaus«). Aus seinem Herzen machte er eine »Mördergrube«, wie es die Redensart sagt, und er bekam oft schrecklich *Herzklopfen*. Mit seinen Ansprüchen an sich selbst begab er sich in solche »Höhen«, daß er an *Schwindelanfällen* litt. Mit großer Verbissenheit klammerte er sich an seine moralischen Prinzipien, daß er nachts mit den *Zähnen knirschte*, bis die Ärzte eine Überlastung des Kiefergelenkes feststellen mußten, was wiederum seine Ohrenschmerzen erklärte. So sehr sehnte er sich nach Kontakt und wehrte sich zugleich ängstlich dagegen, daß seine Kontaktfläche, die Haut, mit einem schuppenden, beißenden Ausschlag, einem *Ekzem*, reagierte. Die Suche nach einem bergenden Nest äußerte er als Kind, bis zwölfjährig, durch ein Einschlafzeremoniell mit rhythmischen, schaukelnden Bewegungen seines Kopfes *(Jactationen)*, die ihn in eine Art Trance versetzt hatten. So sehr versagte er sich seinen Hunger nach Zärtlichkeit, daß er eines Tages wirklich zu *hungern* anfing, bis ich das verstand und ihn darauf ansprach. Da fing er wieder an zu essen (»Weil Sie es nicht gerne hatten!«).

Mich beeindruckte dieses reiche Instrumentarium körperlicher Begleitmusik. Es waren keine fixierten Krankheiten, sondern Andeutungen, weshalb ich sie auch hier nur andeute, ohne auf jede einzugehen. Keines dieser Zeichen hatte sich so weit festgefressen, daß es eine bleibende körperliche Veränderung bewirkt hätte. Es waren im großen und ganzen »funktionelle Störungen«, wie es in der Medizin heißt. Nur die Funktion, nicht die Form war gestört. Es leuchtet aber ein, daß der Weg von einer solchen Störung hin zu einer Formveränderung nicht weit ist. Die Übergänge sind fließend. Allerdings können sich auch Formveränderungen wieder zurückbilden, wenn sie nicht zu weit fortgeschritten sind und wenn die verändernde Störung wieder nachläßt.

Roger fing damals an, seinen Blick ein Stück weit über seinen engen Ich-Horizont zu heben und nach außen zu richten. So interessierte er sich für mich und meinen Beruf. Er staunte und genoß es, daß ich ihn gern mochte, signalisierte aber auch Angst vor zu großer Nähe. Er konnte äußern, daß es ihn eifersüchtig mache, daß auch andere Kinder zu mir kommen, daß er nur einer von vielen sei, besonders wenn er den nächsten schon draußen warten sehe oder wenn ich Notizen über ihn machen müsse, um mich das nächste Mal an das Gesagte zu erinnern. Bisher hatte er sehr am Sinn der Therapie gezweifelt, vor allem, da ich ja gar nichts mit ihm »tue«. Er hatte sich so eine »Kur« ganz anders vorgestellt. Dann wieder fühlte er sich so gut hier aufgehoben, daß er am liebsten jeden Tag kommen wollte.

Zunehmend erlebte ich bei ihm das kleine Kind, das warme Geborgenheit suchte. Ich spürte seinen Wunsch nach Hingabe, hatte aber zugleich seine Angst vor Hingabe zu respektieren. Berührung kam nicht in Frage. Nicht einmal der Händedruck beim Abschied war ihm geheuer. Lange hatte er den Wunsch, daß ich mit ihm eine Hypnose mache. Dahinter steckte wohl seine geheime Lust oder Sehnsucht nach Hingabe, für die er keine Verantwortung übernehmen müßte, da er ja in der Hypnose machtlos wäre. Ich erfüllte ihm diesen Wunsch nicht. Denn einerseits habe ich diese Technik nicht gelernt, andererseits: Wie würde gerade er, bei seiner Angst vor Beeinflussung und Angst vor den dunklen Gestalten in sich selber, auf diese ausgelieferte Abhängigkeit vom Hypnotiseur reagieren? Nach monatelangem unerbittlichem Drängen nahm ich dann doch mit einem Fachmann für Hypnose Kontakt auf und gab Roger die Adresse. Ich hielt es sogleich für einen Fehler. Lange mußte ich diese Fehlleistung nicht bereuen, denn nachdem ich seinem Wunsch nachgegeben hatte, war sein Interesse überwunden. Im Gegenteil, er kritisierte mich, daß ich ihn überweisen wollte, denn das sei gar nicht das Richtige für ihn. Diese Erfahrung machte ich oft mit ihm: Hatte ich erst einmal einem drängenden, absoluten Wunsch nachgegeben, war er von dem Wunsch befreit, und dieser mußte gar nicht mehr erfüllt werden. Dann kam ein neuer Wunsch, und alles – auch unsere weitere Zusammenarbeit – hing nun von *dessen* Erfüllung ab. Dieses Alles-oder-Nichts war auch wieder ein Rückfall ins ganz Kleinkindliche. Solche Rückfälle scheinen mir aber sinnvoll und wertvoll.

Roger hatte seine Kindheit verpaßt. Er sehnte sich wie ein Kind nach Geborgenheit und Zärtlichkeit, die er aber nie hatte annehmen können. Je vertrauter er mit mir in der Therapie wurde, desto freier fühlte er sich, begehrte auch mal auf, kritisierte mich und stellte mich und meine psychiatrische Kunst in Frage. »Eigentlich weiß ich in manchen Dingen viel mehr als Sie. Und überhaupt, Sie sehen ja gar nicht aus wie ein richtiger Psychiater. Aber andererseits ist mir das auch sympathisch, daß Sie zum Beispiel im Garten arbeiten wie ein ganz gewöhnlicher Mensch.« Meine Reaktion auf solche Infragestellungen war keineswegs immer souverän und professionell, aber ich ließ mich auch nicht umwerfen. Vor allem blieb ich aufrecht stehen, wenn er unsere Arbeit als sinnlos bezeichnete und antönte, lieber aufhören zu wollen. Später schien er dafür dankbar, daß ich ihm beziehungsweise einer Art verborgenem Kern in ihm in solchen Momenten treu geblieben war. Allzu vieles in seinem Leben, meinte er, habe er immer wieder aus einer momentanen Laune heraus abgebrochen.

Ich sah mich in der Elternrolle dieses »kleinen Kindes«, ich mußte Zuneigung und Ablehnung, Dank und Undank in jähem Wechsel über mich ergehen lassen und vor allem aushalten. Er drückte es einmal so aus: Sein Gefühl, akzeptiert zu sein, sei noch ganz klein, es müsse noch wachsen. Im Schutze unserer therapeutischen Beziehung konnte er das kleine Kind sein und konnte sich als Ganzes, mit Licht- und Schattenseiten, schrittweise akzeptiert fühlen. Vielleicht konnte er in diesen Stunden auch ein wenig die tagtägliche Anpassung vergessen, die das Leben draußen von ihm forderte. Diese innere Entwicklung wurde auch nach außen sichtbar: Sein Gesicht bekam eine für sein Alter natürlich-kindliche Ausstrahlung.

Während eines Jahres konnte ich bei Roger einen ungeheuer weiten Entwicklungsweg erleben, der sich allein schon in seinem äußeren Erscheinungsbild manifestierte: Anfangs war er der allzu erwachsene junge Mann, dann zeigte er Andeutungen von babyhaften Bedürfnissen, und heute schließlich scheint er mir der Junge seines Alters von 15 Jahren.

Die Arbeit mit Roger ist noch nicht abgeschlossen. Deshalb ging der Veröffentlichung seiner Geschichte und seiner sehr persönlichen Bekenntnisse einiges innere Ringen auf seiner wie auf meiner Seite voraus. Aus dem gleichen Grunde kann ich dem Leser hier auch nicht über die weitere Entwicklung berichten.

Die meisten von uns kennen das Erröten aus ganz eigener, vielleicht sogar amüsierter Erfahrung und können kaum mitfühlen, welche Pein es bedeutet, wenn ein Mensch an einer Errötungsangst (Erythrophobie) leidet. Das Erröten kommt, physiologisch betrachtet, zustande durch eine plötzliche Erweiterung der kleinsten Hautgefäße im Gesicht. Es handelt sich um eine Öffnung im doppelten Sinne des Wortes: Die Blutgefäße öffnen sich, und damit offenbaren sich Gefühle nach außen. Die Blutgefäße sind Teil des Herz-Gefäß-Systems, welches insgesamt auf Gefühlsveränderungen reagiert: Herzklopfen, aufsteigende Hitze, Hämmern in den Schläfen, Blutleere im Kopf, und eben Erröten.

Zwar gibt es in jedem Alter das Erröten, auch bei Kindern. Von besonderer Wertigkeit ist es aber bei Jugendlichen in der Pubertät, bei Mädchen häufiger als bei Knaben. Das Erröten drückt einen inneren Zwiespalt aus. Bei Roger war es ein heimlicher Wunsch nach Hingabe und zugleich eine Angst vor Entdeckung dieses Wunsches, also sich widersprechende Strebungen. Solche inneren Zwiespälte (Ambivalenz) können bei entsprechender Steigerung und Fixierung den Charakter einer Neurose annehmen. Wesentlich für das Zustandekommen des Errötens ist die innere Einstellung des Errötenden zur Persönlichkeit des Gegenüber. Denn ganz für sich alleine errötet kaum einer, es sei denn, er macht sich eine intensive Vorstellung von einem Gegenüber. Der andere steht in der Wertschätzung des Errötenden meist höher. Sein Werturteil oder seine Anerkennung ist für den Errötenden von entscheidendem Wert. Entsprechend groß ist die Angst, von ihm zurückgewiesen oder gar verspottet zu werden. Unsichere, ich-schwache Menschen sind anfälliger, denn sie gehen davon aus, daß sie gegenüber dem/der anderen sowieso nicht bestehen können. Sie steigern sich hinein in eine bisweilen sogar wahnhafte Vorstellung, man könne von außen schon beim geringsten Anzeichen des Errötens tief in die Gefühle hereinblicken. Es ist paradoxerweise die Angst vor dem Erröten, welche das Erröten fördert oder gar erst ermöglicht. Auf diese Weise offenbart der Errötende ausgerechnet dann seine Gefühlswelt, wenn er – zumindest bewußt – es am wenigsten will. Oder gibt es einen verborgenen, unbewußten Wunsch, der eine Mitteilung des geheimgehaltenen Gefühls geradezu beabsichtigt?

Bei Roger war die Erythrophobie verbunden mit der Angst, seine geschlechtliche Besonderheit könne an den Tag kommen. Als dieses Geheimnis einmal heraus war (gleich zu Anfang), konnte er bei mir nicht mehr erröten. Körperlich und seelisch gesehen ist das Erröten mit der Erektion vergleichbar, der ja auch eine nicht kontrollierbare Gefäßerweiterung zugrunde liegt und die intime Empfindungen verrät. Der sexuelle Bezug wurde bei Roger schon durch die Vorgeschichte (Beschneidung) angetönt. Mir wurde deutlich, daß seine Angst vor Offenlegung seiner Gefühlswelt verbunden war mit dem brennenden Wunsch, diese offenzulegen. Das Rotwerden, so zeigte ich ihm, sei ein natürlicher Weg, diese Öffnung zu verwirklichen. Sein Aquarell war eine einleuchtende Illustration für diesen Prozeß. Seither nahm seine Errötungsangst auch draußen, das heißt vor allem in der Schule, deutlich ab, bis er sie ganz »vergaß« und andere Probleme in den Vordergrund rückten.

Ebenso wie Rogers zahlreiche andere psychosomatische Zeichen, war sein Erröten in besonders deutlicher Weise Ausdruck eines Widerstandes: Je weniger die Wahrheit an den Tag durfte, desto massiver war das Erröten (siehe auch Diskussion zu »Hysterie« im Kapitel »Michaela«).

Rogers Problem war zugleich der Weg zur Heilung des Problems. Diese Erfahrung mache ich regelmäßig in einer Therapie. Ganz entgegen der Haltung, mit welcher Patienten zur ersten Konsultation kommen oder gebracht werden, schenke ich dem vielleicht als lästig, unmoralisch oder sozial inakzeptabel erlebten Symptom eher anerkennende Beachtung. Ich vergleiche diese Symptome mit vernachlässigten, verwahrlosten Kindern, die wegen ihres Gebahrens erst recht vernachlässigt, gezüchtigt und gestraft werden und so immer tiefer in die Rolle des mißratenen Kindes fallen. Dabei sehnen sich solche Kinder vielleicht zutiefst danach, akzeptiert und geliebt zu werden, aber sie haben diesen Wunsch vielleicht schon vergessen, weil seine Verwirklichung in zu große Ferne gerückt ist. Solche Kinder brauchen Anerkennung und Liebe, auch wenn sie es nicht aussprechen, ja vielleicht zunächst auch nicht akzeptieren können. Ebenso wollen die »unartigen« Symptome anerkannt werden, damit die in ihnen enthaltene Kraft erlöst und für das Leben des betreffenden Menschen nutzbar gemacht werden kann.

Cordula: Herzweh

Kurz vor ihrem 18. Geburtstag, während eines Wochenendbesuches bei Bekannten, hatte Cordula plötzlich stechende Schmerzen in der Herzgegend und dann das Gefühl, kaum mehr Luft zu bekommen. Sie atmete immer hastiger und brach bald ohnmächtig zusammen. Ein Notarzt wurde gerufen, worauf sie bald wieder zu sich kam. Der Arzt untersuchte sie sorgfältig und gründlich, ohne irgendeine körperliche Abnormität zu finden. Auch das Herzstrombild (EKG) war völlig in Ordnung. Er gab ihr ein Beruhigungsmittel und schickte sie nach Hause.

In den folgenden Tagen litt sie an ungeheuren Panikzuständen und Sterbensängsten. Sie glaubte immer noch, mit ihrem Herzen stimme etwas nicht. Diesmal meldete sie sich in unserer jugendpsychiatrischen Abteilung in der Hoffnung auf schnelle Hilfe. Da es sie sehr drängte, nahmen wir sie trotz gedrängtem Stundenplan irgendwie zwischenhinein.

Cordula war ein großes, gutgewachsenes junges Mädchen, mit der Statur einer jungen Frau, aber dem Wesen eines Kindes. Sie zeigte sich hier von einer wohltuenden Offenheit. Ihre Stimmungen schwankten offenbar in letzter Zeit sehr. Im ganzen schien sie unglücklich mit ihrem gegenwärtigen Leben. Sie beschrieb eingehend ihre beängstigenden Zustände: Wenn sie sich innerlich gespannt fühle, verkrampfe sie sich am ganzen Körper, dann bekomme sie stechende Schmerzen, genau an der Herzspitze. Das Herz jage wie wild oder stolpere und bleibe manchmal sogar kurz stehen. Das wiederum beunruhige sie zutiefst. Sie denke, das Herz mache gleich einen »Chlapf« (Bums), und alles sei aus. In der Angst komme dann noch Atemnot dazu. Sie spüre dann einen Zwang, immer schneller zu atmen, bekomme aber immer weniger Luft. Je länger das andauere, desto stärker bekomme sie ein merkwürdiges Kribbeln in den Händen; wie eingeschlafen fühlten sich ihre Hände dann an. Sie befürchtete, das sei Knochenkrebs. Sie dachte auch schon, sie könnte AIDS haben, da ihr ehemaliger Freund es mit der Treue nicht so genau genommen habe. Daneben klagte Cordula noch über ein ganzes Bündel kleinerer Leiden, die immer wieder kamen und gingen und die trotz verschiedentlicher Arztbesuche ursächlich nie geklärt werden konnten: Gelenk- und Gliederschmerzen, schmerzender »Haarboden«, schmerzende Augen, Schwächegefühle in den Beinen.

Von außen schien das Mädchen ganz gesund. Nur ihre steife Körperhaltung mit dem halbeingezogenen Kopf fiel uns auf. Bei der Untersuchung der inneren Organe fanden wir nichts Ungewöhnliches, außer beim Puls-Fühlen einige sogenannte Extrasystolen (zusätzliche Herzschläge), ein Befund, der auf ein »nervöses« Herz, aber nicht auf eine organische Herzkrankheit hinwies. Ihren Verdacht auf einen bisher unentdeckten Herzfehler oder gar auf Krebs konnten wir nicht bestätigen. Der AIDS-Test war negativ. Das Kribbeln in den Fingern war keineswegs die Folge einer realen Atemnot, vielmehr einer übermäßigen Atmung, die wir bei jungen empfindsamen Menschen häufig beobachten: Das subjektive Gefühl, nicht mehr genügend Luft zu bekommen, führt in einem panikartigen Teufelskreis zu immer stärkerer Atmung und damit zu einem Ungleichgewicht des Gasstoffwechsels.

Für weitere Gespräche vertraute ich das Mädchen einem psychologischen Mitarbeiter* unserer Abteilung an. Er ergründete zunächst die Familien- und Vorgeschichte, wobei er die Mutter einbezog, und begleitete dann das Mädchen mit viel Feingefühl und Standfestigkeit durch ein bewegtes Jahr der Suche nach der eigenen Identität. Viele der im folgenden dargelegten Beobachtungen verdanke ich diesem Mitarbeiter. In einer Art Arbeitsteilung hielt ich mich für die ärztlichen, körperlichen Belange als Reserve im Hintergrund.

Zum Familien-Hintergrund erfuhren wir folgendes: Die Mutter der Mutter, also Cordulas Großmutter mütterlicherseits, hatte in der Ehe und Erziehung die Zügel sehr straff in

* Meinem Mitarbeiter Dr. phil. Christoph Desbiolles danke ich für die Überlassung seiner sorgfältigen und hilfreichen Therapie-Notizen.

der Hand, heute noch mischt sie sich kritisch und erniedrigend ein, auch in Anwesenheit von Cordula, ihrem Enkelkind. Der Großvater war Bauarbeiter, wurde aber nach einem Herzinfarkt vor einigen Jahren pensioniert. Cordulas Mutter wirkte erstaunlich jung, sportlich-salopp, wie ein Jeans-Girl der neuen Generation, man hätte sie eher für eine Kollegin als für die Mutter von Cordula gehalten. Sie war von einfacher Schulbildung, arbeitete zeitweise als Schneiderin, dann als Datatypistin und heute als Betreuerin von Behinderten. Auch sie neigte früher zu Herz- und Atembeschwerden (im gleichen Alter wie Cordula heute!). Trotz ihres dynamischen Auftretens hielt sie ihre echten Gefühle eher zurück, erzieherisch war sie zwar bemüht, aber etwas hilflos. Den Vater lernten wir nicht kennen. Er war EDV-Spezialist, dessen Vater wiederum, Elektriker von Beruf, war ziemlich früh an Krebs gestorben.

Cordulas Eltern heirateten sehr früh, es war wahrscheinlich eine Mußehe. Die Mutter war bei Cordulas Geburt erst 19 Jahre alt und fühlte sich, rückblickend, unreif für Ehe und Mutterschaft, sie war innerlich noch nicht bereit. Um so belastender muß für sie die ungewöhnlich starke Gewichtszunahme während der Schwangerschaft gewesen sein. Die Geburt war zwei Wochen nach dem errechneten Termin. Stillen konnte sie das Baby nicht. Mit drei Monaten hatte es Darmkrämpfe und Durchfälle. Im Alter von sieben Monaten, als die Spannungen zwischen den Eltern besonders groß waren, litt das Kind schon einmal an einer dramatischen Atemnot. Es handelte sich um einen sogenannten Pseudokrupp. Das ist eine (im Gegensatz zum »echten« Krupp-Husten) nicht-diphtherische entzündliche Verengung der Atemwege, die bei Kleinkindern oft zu sehen ist und in der Umgebung für große Aufregung sorgt, aber nach Beruhigung des Kindes (und der Eltern) erstaunlich schnell wieder abklingt. Wir vermuteten, daß Cordula damals eine schwelende Unruhe bei den Eltern auf ihre Weise nach außen »posaunte«. Ob der hinzugezogene Kinderarzt damals schon hellhörig war? Mit fünf Jahren wurden ihr die Mandeln operiert. Im übrigen vollzog sich die körperliche und geistige Entwicklung des Kindes regelgerecht. Cordula machte sonst keine Probleme, sie war angenehm ruhig und lieb.

Die kurze Ehe von Cordulas Eltern muß von schweren Spannungen überschattet gewesen sein. Der Vater habe es kaum ausgehalten, so berichtete die Mutter, wenn sie sich mehr dem Kind als ihm zugewandt habe. Wir hatten den Verdacht, daß der Vater damals – in seiner Eifersucht und Wut auf die Mutter – ersatzweise das Kind mit körperlichen »Strafen« mißhandelt hatte. Eine andere Männerbeziehung der Mutter war aber wohl auch im Spiel. Es kam zur Scheidung, als Cordula fünf Jahre alt war. Nach der Scheidung hatte Cordula anfangs noch den Kontakt zum Vater gesucht, später sah sie ihn nur noch selten.

Bei Trennungen von der Mutter und bei Konfrontationen mit Neuem litt das Kind unter panischen Ängsten, vor allem in Gegenwart von gleichaltrigen Kindern. Im Kindergarten stotterte sie eine Weile und soll verkrampft gewirkt haben. Das Daumenlutschen (eine bescheidene Möglichkeit des Kindes, sich in eine private Geborgenheit zurückzuziehen) haben die Eltern bei ihr »abgeklemmt«, wie die Mutter sagte. In der Schule litt sie an Kontaktschwierigkeiten, und die Leistungen waren schwach. Nach verschiedenen verwirrenden Schulwechseln kam sie zwecks besserer Förderung in ein Internat, das sicher sehr sorgfältig, aber für Cordula vielleicht etwas zu straff geführt wurde. Dort begannen die Atemstörungen. Es folgten verschiedene weitere unglückliche Schulerfahrungen mit bescheidenem Schulabschluß. Am Ende kam sie auch kurz mit Drogen in Kontakt. Als wir sie kennenlernten, schnupperte sie ohne rechten Erfolg an verschiedenen Stellen zur Vorbereitung einer Berufslehre.

Nach der Beschreibung durch die Mutter war Cordula ein liebes und williges Mädchen ohne starken eigenen Willen. Sie könne sich nicht gut konzentrieren, sei fahrig, ablenkbar und vergeßlich beziehungsweise höre sie nicht richtig zu, als sei sie woanders. Anderen gegenüber könne sie sich schlecht behaupten, sie sei leicht zu beeindrucken und leicht zu verunsichern. Sie zweifle mehr an sich als an der Welt.

Im Gespräch bei uns öffnete sich das Mädchen schnell. Sie war in akuter Not und suchte Hilfe. Einmal rief sie an einem Wochenende an, denn sie hatte wieder ihre typischen Herzschmerzen mit Atemnot. Ich riet ihr, bevor ich sie zu einem Notfallgespräch sehen konnte, ein kleines Bild von ihren Schmerzen zu zeichnen. Damit verfolgte ich ein doppeltes Ziel: Einmal sollte sie etwas zu tun haben, eine Aufgabe, die ihr zur

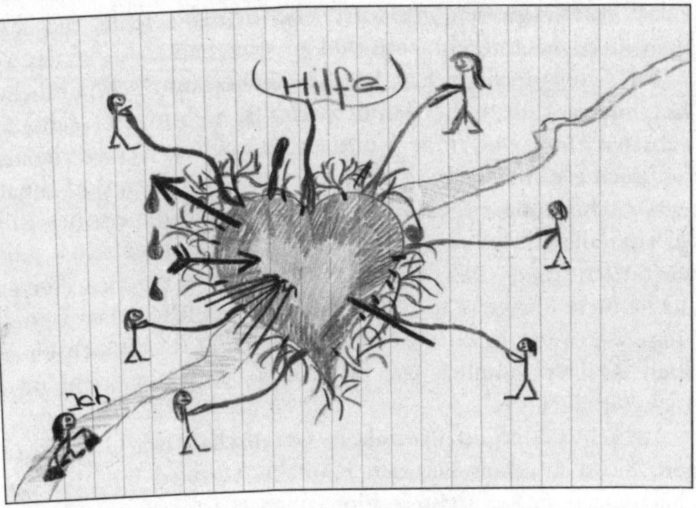

24. Cordulas Skizze zu ihrer Herzensnot

Objektivierung und zugleich Ablenkung von ihren Beschwerden dienen sollte. Andererseits bekam ich so eine Hilfe, ihre Schmerzen besser zu verstehen.

Ein großer Pfeil durchbohrt das Herz, weitere kleinere Pfeile gehen in das Herz, welches »Hilfe« zu rufen scheint (Abb. 24). Unter der Spitze des großen Pfeiles sieht man drei dicke Tropfen (Blut?). Das Herz selbst ist innen gelb und außen blaßrot gefärbt. 17 gelbe radiäre Linien gehen vom inneren Teil des Herzens aus. Sechs Gestalten sind durch Bänder mit dem Herzen verbunden. Es ist unklar, ob sie an dem Herz ziehen oder ihm irgendeine Hilfe zukommen lassen. Der Zugang zum Herzen scheint erschwert durch eine Art Gestrüpp um die Herzwand herum. Von links unten nach rechts oben führt ein gelb gefärbter Weg, als gehe er durch das Herz hindurch. Links unten, am Anfang des Weges, zeichnete sie eine kleine Figur, das sei sie selber, belastet mit zwei schweren Taschen. An der rechten oberen Wölbung des Herzens, wo der Weg heraustritt, sieht man zwei grüne Blätter, das einzige Grün im ganzen Bild. Vielleicht deutet es Wachstum und Hoffnung an. Der weitere Weg rechts oben ist an einer Stelle geknickt und verengt.

Bei ihrem großen Aussprachebedürfnis reichte die Zeit nicht, über das mitgebrachte Bild zu sprechen. Also lassen wir es für sich sprechen: Ein beschwerlicher und schmerzlicher Weg liegt vor ihr, voller Hindernisse. Be-ziehungen (sechs) im wahrsten Sinne sind in dem Bild angesprochen. Von verletzten Gefühlen erzählt das Bild, zugleich von einer dornröschenhaften Abschirmung gegen außen. Da es ja nun ihr eigenes Bild ist, sind alle Einzelheiten des Bildes Aspekte ihrer selbst, und wir dürfen fragen: Was fügt sie sich da ihrem eigenen Herzen zu? Ist nicht übrigens auch ihr Leiden eine solche Selbstdarstellung, wie wenn es eine Zeichnung wäre? Sie gibt sich einen Stich ins Herz, ähnlich wie man »sich« ein Bein bricht oder »sich« erkältet.

Am schwersten litt Cordula in Gesellschaft mit Gleichaltrigen. Sie suchte heimlich den Kontakt, vermied ihn aber zugleich, weil sie befürchtete, doch nicht bestehen zu können. Immer ging sie davon aus, man könne sie ja gar nicht gern mögen, weil sie es nicht wert sei. Sie sei eben immer der »Trottel«. Deshalb zog sie sich von allen Aktivitäten der jungen Leute zurück. Sie erkannte, daß sie sich eigentlich immer wieder selbst »verletzte«, wenn sie Kontakte oder Beziehungen scheitern ließ, nur um einer befürchteten Enttäuschung zuvorzukommen. »Dabei tut es eigentlich mehr weh, vielleicht nur etwas später«, bemerkte sie selbst dazu. Damit hat sie spontan eigentlich die beste Deutung ausgesprochen, nicht nur zu ihrer Herz-Zeichnung, sondern auch zu ihrem Herz-Symptom.

Zu Hause war ihr auch nicht wohl, weil sich die Mutter viel zu wenig Zeit für sie nehme. Zeitweise half sie der Mutter bei der Pflege von Behinderten. Da kam sie aber immer mehr in ein selbstzerstörerisches Grübeln über sich und die Sinnlosigkeit der Welt. In solchen Momenten traten dann ganz besonders ihre Ängste, die Herz- und die Atemnot auf.

Die schwersten Gedanken machte sich Cordula über Freundschaft und Liebe. Hier hatte sie größte Erwartungen und Wünsche, mußte aber immer wieder größte Enttäuschungen und Verletzungen einstecken. Andererseits schien es, als würden echte persönliche Kontakte von vornherein unmöglich durch den Druck von Erwartungen, die sie an andere hatte, und von vermeintlichen Erwartungen anderer ihr gegenüber. Und diesen könne sie ja niemals gerecht werden, urteilte sie voreilig. »Ich glaube ja selber nicht an mich, wie sollen da andere an mich glauben können?« erkannte sie schließlich selber. Als Ersatz für diesen fehlenden Glauben an sich selbst suchte sie verzweifelt nach Bestätigung von außen, erlebte aber regelmäßig naturgemäß nur eine Bestätigung des Bildes, das sie sich von sich selbst machte (ein »Trottel«), als blicke sie in einen Spiegel. So wurde in diesem Teufelskreis ihr Bild von sich selbst immer armseliger. In ihrer Not und Sehnsucht nach wenigstens irgendeiner menschlichen Nähe fiel sie oft in naiver Weise – alle inneren Warngefühle in den Wind schlagend – auf kurzlebige körperliche Verführungen herein und fühlte sich dann regelmäßig mißbraucht, »in den Sack genommen«, wie sie sagte.

Die ersten Gespräche über ihre trostlose Lage wirkten schon entlastend. Ihr Alltag fühlte sich bald etwas leichter an, da sie von ihrer inneren Last (wie sie in der Zeichnung durch die schweren Taschen dargestellt ist) einiges abladen konnte. Mit ihrem Psychologen entwarf sie Möglichkeiten eines neuen Umgangs mit sich selbst und mit dem Gegenüber und übte diese in Phantasiespielen. Den Spieß könnte sie ja auch mal umdrehen: Zum Beispiel statt sich von vornherein als »dummes Huhn« abstempeln zu lassen, bevor es überhaupt ausgesprochen war, könnte sie den anderen als »eingebildeten Gockel« betrachten, also einmal selbst in die Rolle des kritischen Betrachters schlüpfen. Atem- und Entspannungsübungen mit beruhigender Musik unterstützten sie bei diesen Gedankenspielen, die ihr eine Art Freiraum gaben, ihr eigenes Wesen kennenzulernen.

Ihr wurde langsam bewußt, daß sie ihr eigenes »wahres Selbst« immer mit einer verfälschenden Maske überlagerte, mit der sie nach außen um so mehr »cool und lässig« erscheinen wollte, je mehr sie sich innerlich schmerzlich schwach fühlte und sich nach Schutz und Wärme sehnte. Ihren eigenen Phantasien überlassen, wurde es ihr gelegentlich gar angst und bange. Sie hatte bisher gelernt, mit äußerer Geschäftigkeit ihre innere Düsternis zu überblenden. Um so mehr kamen ihr jetzt in ihren stillen Tagtraumstunden dunkle und bedrohliche Bilder, ganz ähnlich wie ja auch ihre panikartigen Schmerzanfälle vor allem in Stunden der Stille und Langeweile über sie kamen. Diese körperlichen Signale wurden seit einiger Zeit seltener, kamen sie aber wieder, so lernte sie, diese als ein Aufbegehren ihrer vernachlässigten Innenwelt zu erkennen.

Cordula staunte selbst, wie die ganze Welt sich in ihren Augen veränderte, allein dadurch, daß sie sich selbst gegenüber eine liebevollere Haltung einnahm. Es waren nur kurze Lichtblicke, und es war noch lange zähe Arbeit nötig, um die inneren Erfahrungen nach außen zu bringen, oder anders ausgedrückt: ihre Dornröschen-Herzwand durchlässiger zu machen. Es schien zunächst, daß Cordula mit dieser Wand auch eine Art bewährten Schutz verlor, ähnlich wie ein »geschältes Ei, das man kaum berühren darf«. So drückte sie es selber aus. Mit der neuen Offenheit und Durchsichtigkeit mußte sie offenbar erst neu leben lernen.

Auch bei ihrer Suche nach einer geeigneten Berufsausbildung ging es darum, daß sie sich klar wurde über ihre Wünsche und über ihre Möglichkeiten und daß sie diese auch nach außen vertreten konnte. Denn auch an ihren (zahlreichen) Schnupper- und sonstigen Lehrstellen fühlte sie sich ausgenutzt, weil sie auch dort nicht genügend für sich selbst geradestand. Für dieses »Geradestehen« war ihre Körperhaltung ein eindrücklicher Gradmesser: In dem Maße, wie ihr Selbstbild sich aufrichtete, erlöste sich ihr Kopf aus der eingezogenen, geduckten Stellung, und ihre Haltung wurde gerade, sie stand »gerade« für sich selbst. Diese Haltungsänderung bedeutete auch eine neue Blickrichtung: Nachdem sie bisher dazu neigte, grüblerisch in sich zu versinken, öffnete sie sich nun vermehrt für die objektive Umwelt, die Menschen und ihre Gedanken.

Der ihr zunächst liegende Erfahrungsbereich war ihre Berufslehre, die ihr sehr am Herzen lag. Dort mußte sie durch viele Fehlschläge lernen, einerseits ihre eigenen Wünsche klarzustellen, andererseits ihre Möglichkeiten und Grenzen realistisch einzuschätzen. Schließlich konnte sie die fein auf sie abgestimmte Abklärung einer Berufsberaterin akzeptieren, »beschnupperte« die verschiedenen Vorschläge und entschloß sich zur Ausbildung als Vergolderin.

Ganz wesentlich war aber auch ihre neue Einstellung in den persönlichen Beziehungen, in welchen es auch darum ging, ein Gleichgewicht zu finden zwischen innen und außen, zwischen einer liebevollen Selbsteinschätzung und der kritisch-objektiven Betrachtung ihrer Umwelt, Grenzen zu öffnen zwischen innen und außen, ohne sie zu verwischen. Sie war auf gutem Wege dazu, wenn sie sagen konnte: »Ich möchte mich selber gern haben können, ohne daß es dazu die Meinung von zehn anderen braucht, die mich auch gut finden.« Hierzu sagte sie einmal freudestrahlend: »Es ist, wie wenn ein Riesengewicht von meiner Brust weggenommen wird.«

Mit ihrer neuen Lehre, die sie an einem anderen Ort absolvierte, ging ihre Therapie zu Ende. Erst ein weiteres Jahr später erkundigte ich mich telefonisch, als sie gerade übers Wochenende bei ihrer Mutter war: Es ging ihr gut. Die Vergolder-Lehre schien für sie die richtige zu sein. Gute Kollegen hatte sie viele, aber einen »richtigen« Freund hatte sie noch nicht gefunden. Sie erinnerte sich gerne an die Stunden bei meinem Kollegen, nach dessen Befinden sie mich fragte. Sie erlaubte mir auch sehr bereitwillig, daß ich ihre Geschichte für dieses Buch verwende. Sie schien sogar ein wenig stolz darauf und schrieb sich den Titel des Buches auf, um sich selbst darin wiederentdecken zu können, sobald es herauskäme.

Herzschmerzen bei Jugendlichen sind häufig, körperliche Ursachen dagegen sehr selten. Die Intensität und Dramatik der vorgebrachten Beschwerden könnten tatsächlich an eine ernste Herzerkrankung denken lassen, doch erweisen sie sich meist bald als »funktionelle Herzbeschwerden«, wie es in den Lehrbüchern etwas farblos heißt, oder »Pseudoangina pectoris«. Eher historisch ist der Begriff »Soldier's Heart«: Früher beobachteten Ärzte ähnliche Herzsensationen bei Soldaten in den Schützengräben, fern ihrer Heimat, in Erwartung des Angriffes. Die Wahl des Herzens als »gestörtes Organ« weist auf eine Not im Bereich der Gefühle und der Gefühlsbeziehungen. Das Symptom der Herz-Enge und -Angst (vgl. »Angina pectoris«) erscheint bedeutungsvoll gerade in diesem Alter des Übergangs, das ja in vieler Hinsicht gekennzeichnet ist durch einen Durchgang, durch eine Enge.

Für das tiefere Verständnis der Herzsymptomatik im allgemeinen verweisen wir auch auf das erste Buch der Reihe »Psyche & Soma« (35).

Für Cordula wurden ihre Beschwerden wegweisend und deshalb wertvoll. Alarmiert durch ihre Angst, wurde sie auf sich und ihr innerstes Wesen, ihr »Herz«, aufmerksam. Sie kam zu sich, ging den engen Weg durch das Dickicht ihrer eigenen Gefühle, wie sie es in ihrer Zeichnung deutlich darstellte. Dieser Weg durch die Enge war Voraussetzung für die Fortsetzung ihres Weges in die Weite, zu ihrer sozialen, menschlichen und beruflichen Umwelt.

Lukas: Herzfehler

Angeborene Herzfehler sind nicht psychosomatisch. Ich will in diesem Bericht auch nicht auf denkbare Faktoren der Eltern und des Umfeldes eingehen, die an der Entwicklung eines Herzfehlers mitgewirkt haben könnten. Vielmehr sollen hier die *Auswirkungen* betrachtet werden, die eine so schwere Erkrankung auf die Eltern, insbesondere die Mutter, hat. Wie bei dem Kapitel über die Leukämie betrachte ich hier also eher die somato-psychische, weniger die psychosomatische Seite.

Zur Einleitung zitiere ich hier aus einem Bericht der Mutter, den sie auf meinen Vorschlag verfaßt hat:

»Lukas kam zur Welt, und wenige Stunden später ist er bereits auf der Neugeborenen-Intensivstation. Weg von mir. Im Brutkasten. Mit einem Schläuchlein in der Nase. Er kann nicht allein trinken. Dazu ist er zu schwach.

Ich habe ein Polaroid-Foto von Lukas neben mir, das ihn wenige Minuten nach der Geburt zeigt. Ein winziges Menschlein, das zu mir gehört. Und doch ist er nicht bei mir. Er ist in einem anderen Spital. In der gleichen Stadt. Aber ich kann nicht meinen Arm ausstrecken und ihn streicheln, ihn zu mir holen, ihm Schutz geben in dieser großen neuen Welt. Es will mir einmal scheinen, als ob ich nicht geboren hätte.

Nach sieben Tagen voll Hoffnung und Verzweiflung wissen wir, daß unser Kind einen schweren Herzfehler hat. Anomale Lungenvenenmündung lautet die Diagnose. Ohne Operation wird Lukas nicht über längere Zeit leben können. Der Eingriff würde nicht ohne Risiko sein. Nach gelungener Operation wird Lukas »normal« leben können, ohne Behinderung, wie ein gesundes Kind. Wir haben keine Zeit zum Überlegen. Wir wissen nur, daß wir mit unserem Kind zusammenleben möchten. Die Entscheidung für oder wider eine Operation wird von den Ärzten gefällt. Als Eltern wären wir mit einer Entscheidung zu diesem Zeitpunkt massiv überfordert gewesen. Am achten Tag wird Lukas notfallmäßig operiert. Jetzt liegt er im Brutkasten auf der

Intensivstation des Kinderspitals. Durch unzählige Schläuchlein mit dem Leben verbunden. Jeder Herzton wird vom Monitor genauestens registriert. Der Anblick unseres Kindes löst in mir Mitleid, Angst, auch Schuldgefühle aus. Warum muß ausgerechnet unser Kind so leiden? Was haben wir falsch gemacht? Was hat Lukas' Krankheit mit uns zu tun?

Mein Mann und ich waren völlig unvorbereitet auf die Ankunft eines Sorgenkindes. Wir hatten uns doch so gefreut. Und jetzt der Schock, die Enttäuschung, daß alles anders gekommen ist. Und die immerwährende Angst: Wird er überleben? Wir mußten stark sein, dann würde Lukas es schaffen. Wir versuchten es, jeden Tag aufs neue. Oft wurden wir von Angst und Zweifeln eingeholt. Wir erlebten auch starke Momente. Wir haben unser Kind kämpfen sehen. Es hat sich gegen Spritzen und Untersuchungen gewehrt. Es ist an seinem schwachen Herzen gewachsen. Auch ich bin gewachsen in diesen Tagen. Irgendwie über mich hinausgewachsen. Wichtig war jetzt nur noch das Leben von Lukas. Stunden und Tage verbrachte ich an seinem Bett, streichelte ihn, nahm Kontakt auf mit ihm, spürte, daß er sich langsam wieder dem Leben zuwandte. Die Freude war groß. Mit der Freude ist die Hoffnung gewachsen, die Zuversicht, daß wir mit unserem Kind würden zusammenleben können.

In diesen Tagen und Wochen wurden wir getragen von einer Welle der Anteilnahme, Freunde und Bekannte scheuten sich nicht, immer wieder nach Lukas' Befinden, nach unserem Befinden zu fragen.

Am Weihnachtsabend 1984 durften wir unseren Sohn nach Hause nehmen. Er war klein und zart, in sein Gesicht waren die Strapazen der vergangenen Wochen geschrieben. Aber es zählte nur das Leben. Lukas wurde uns zum zweiten Mal geschenkt, in die Arme gelegt.

Schon bald verschlechterte sich sein Gesundheitszustand wieder. Ich verbrachte Stunden mit dem Füttern. Auch die kleinste Trinkmenge mußte er wieder erbrechen. Schweißtropfen glänzten auf seiner Stirne. Das Trinken wurde zum Kraftakt. Ich spürte, daß der Kampf ums Leben noch nicht zu Ende war. Ich hatte Angst. Nachts stahl ich mich an sein Bett und lauschte seinen Atemzügen. Ja, er lebte noch, aber sein kleines Herz schlug viel zu schnell.

Wenig später, anläßlich der ersten großen Nachuntersuchung durch die Kardiologen, wußten wir dann etwas mehr. Das Narbengewebe war unverhältnismäßig gewachsen, die Lungenvenen hatten sich verengt, es mußte nochmals operiert werden. Es war wie im Traum. Dieselben Ärzte, die mir mein Kind vor vier Wochen gesund in die Arme gedrückt hatten, hatten es mir wieder genommen. Ich verlor den Boden unter den Füßen. Offenbar gehörte mein Kind nicht zu mir. Ich war völlig verunsichert, zutiefst getroffen in meinem Selbstverständnis. Ich hatte keinem gesunden Kind das Leben schenken können. Ich hatte es weggegeben, den Ärzten ausgeliefert, Schmerz und Leid überlassen. Und jetzt sollten diese Leiden noch einmal durchlitten werden. Würde mir mein Kind das je vergeben können?

Wir wollten nicht, daß unser Kind zum Spielball der Chirurgen wurde. Diese Vorstellung schmerzte uns unendlich. Aber waren wir als Eltern nicht verpflichtet, alles für die Rettung unseres Kindes zu unternehmen? Eine zweite Operation war die Chance für Lukas, sagten uns die Kardiologen. Und diese Chance mußten wir stellvertretend für unser Kind wahrnehmen. In ein paar Jahren erst würden wir ihn um seine Meinung fragen können. Wir waren überfordert, genau wie bei der ersten Operation. Die Entscheidung mußte ein anderer, mußten andere für uns treffen. Wir wollten hoffen und zuversichtlich sein.

Äußerlich gefaßt und ziemlich ernüchtert, innerlich stark und doch so verletzlich, begleitete ich Lukas auf seinem Weg. Ich war immer da, wenn er mich brauchte, ich kümmerte mich um seine Pflege im Spital, ich tröstete ihn, wenn er weinte, und nahm ihn auf die Arme, wenn er nicht schlafen konnte. Mein Zimmer lag über der Straße, einige hundert Meter von ihm. Unsere Bande stärkten sich. Ich spürte, daß er zu mir gehörte. Ich wollte nur in seiner Nähe sein. Ich kämpfte für ihn, wenn er sich den Untersuchungen unterziehen sollte, die man aufschieben oder gar unterlassen konnte. Das Spitalleben wurde mir mit jedem Tag vertrauter, ich fühlte mich in den Krankenzimmern und den langen Gängen zu Hause, ich kannte die Gerüche, ich wußte, welches Kind hinter welcher Türe zu Hause war. Wenn ich das Spital verließ, tauchte ich in eine andere Welt, in die gesunde Welt. Und siehe da, in der gesunden Welt fand ich mich nicht mehr so richtig zurecht. Freunde und Bekannte distanzierten sich unmerklich von mir. Ich roch nach Spital, nach Desinfizierungsmittel, nicht nach Leben. Und das wollte man draußen in der gesunden Welt nicht riechen. Aus Angst vor Anstekkung. Ihre eigenen gesunden Kinder könnten plötzlich infiziert werden. Bekannte meldeten sich seltener am Telefon. Unser Befinden interessierte nicht mehr sonderlich. Wir hatten ja schließlich die Ärzte, das

Spital, dort würde man unser Kind schon wieder gesund machen. Wir sollten dankbar sein, daß unser Kind am Leben sei. Andere Kinder seien gestorben. Und überhaupt, früher seien viel mehr Kinder gestorben als heute.

Lukas hat auch den zweiten, sehr viel komplizierteren Eingriff gut überstanden, erholt sich erstaunlich schnell von den Strapazen und kann nach vier Wochen nach Hause. Am Tag seiner Entlassung aus dem Spital wächst in mir die Beklemmung, die Angst, es könne zu Hause nicht gutgehen. Ich werde die negativen Gefühle so schnell nicht los, sie sind stärker als ich. Ich kämpfe gegen sie an. Und das braucht so unheimlich viel Energie. Langsam kommt auch die Müdigkeit der letzten Wochen hoch, die durchwachten Nächte, die durchlebten Ängste. Die Kraft, die ich im Spital noch verspürte, nimmt ab, die Erschöpfung nimmt zu. Zu Hause geht es ganz gut, die negativen Gefühle sollten sich vorerst als unberechtigt erweisen. Ich schäme mich ihrer sogar. Immer diese negativen Gedanken. Ich lasse mir von Bekannten erzählen, daß auch sie Angst um ihre Kinder haben, wenn sie mit einer Erkältung im Bett liegen, nachts vom Husten geplagt nicht schlafen können. Ja, wo liegt denn eigentlich der Unterschied zwischen diesen Kindern und unserem Kind?

Allmählich schleichen sich diese dumpfen Gefühle wieder ein, diese Angstmacher kommen wieder hoch und lähmen meine Energie. Nachts schleiche ich mich heimlich aus dem Bett, um meinen Mann nicht zu wecken. Ich prüfe, ob Lukas regelmäßig atmet, ich zähle seine Atemzüge. Tagsüber kontrolliere ich seine Bewegungen. Es könnten sich ja plötzlich Komplikationen einstellen nach einer so schweren Operation, rechtfertige ich meine Gefühle. Aber es zeigt sich nichts Augenfälliges. Ich tue meine negativen Gefühle als Schwarzmalerei ab. Ich freue mich, daß mein Kind lebt, ich will es jetzt endlich genießen.

Und just in dem Augenblick entdecke ich wieder die Schweißperlen auf Lukas' Stirn. Kalten Schweiß treibt es auch auf meine Stirne, und Angst macht sich in mir breit. Lukas mag nicht mehr trinken. Er erbricht sich laufend. Die Ereignisse überstürzen sich. Am Ende von einer Reihe von Untersuchungen steht fest, daß sich erneut Verengungen an den Lungenvenenmündungen ins Herz gebildet haben. Dieselbe Diagnose wie vor der zweiten Operation. Also eine dritte Operation? Wir besprechen uns eingehend mit den Ärzten. Die Entscheidung liegt diesmal bei uns. Die Ärzte denken, daß Lukas nicht mehr lange leben wird. Auch nach einer dritten Operation nicht. Eine Welt bricht zusammen für uns. War wirklich alles sinnlos bis jetzt? ...«

In jenen Tagen wandten sich die Eltern von Lukas mit der Frage nach einer weiteren Operation an mich. Beide waren sehr nachdenkliche, differenzierte und gesellschaftlich zurückgezogene Leute. Er war beruflich sehr aktiv und erst seit kurzem bereit, Ehemann und Vater zu sein. Sie hatte ein starkes Bedürfnis, auch ihren eigenen Weg als Frau und im Beruf zu finden. Sie heirateten erst gegen Ende der Schwangerschaft. Durch das kranke Kind wurde ihre soziale Situation zunächst schmerzlich verändert, sie fühlten sich zunehmend einsam und isoliert.

Ich war ihnen schon vor einigen Monaten – ganz zufällig – begegnet. Damals waren sie noch ganz mit bangender Hoffnung auf die zweite Operation des Kindes eingestellt, über die sie nicht selbst entscheiden mußten, sie fühlten sich von der Klinik, vor allem von ihrem Herzspezialisten, hierin getragen, dieser trug damals noch die entscheidende Verantwortung. Heute aber fühlten sie sich auf sich selbst zurückgeworfen. Wen sollten sie fragen? Das Kind? Das sprach kein Wort, und seine Signale konnten vieles und nichts bedeuten. Sollten sie die eigenen Eltern fragen? Die Eltern der Mutter waren seit Jahren verstorben. Auch war die Beziehung zu diesen wie zu denen des Vaters belastet durch schmerzhafte, ungelöste, unerlöste Kindheitserfahrungen. Viel Schutt hätte zuvor erst abgetragen werden müssen, ehe sie die Eltern für so große Fragen hätten angehen können. Sollten sie die Verwandten und Freunde fragen? Die gaben widersprüchliche Ratschläge. Überhaupt war das Gespräch mit der Außenwelt mehr und mehr unterbrochen, je schlechter es Lukas ging. Am Ende mußten sie mit sich selbst zu Rate gehen, um die Frage nach einer dritten Operation zu entscheiden. Sie entschieden sich gegen eine weitere Operation und für das Leben ihres Kindes, wie sie es damals sahen.

So schreibt die Mutter weiter:

»Wir haben uns entschieden. Wir haben unseren Sohn zwar nicht fragen können, aber wir wissen, daß er ein Recht hat, in Ruhe sein

Leben zu Ende zu leben. Die Tage zwischen der Diagnose der Ärzte und unserer Entscheidung gehören zu den schlimmsten in meinem Leben. Ich fühlte mich wie ein Löwe im Käfig. Ich wollte ausbrechen und konnte nicht. Zusammen mit meinem Mann bin ich für einige Tage weggefahren. Jetzt war die Reihe an uns, uns von den seelischen Strapazen zu erholen.

Zu Hause fühlte ich mich sehr einsam. Das Todesurteil unsres Kindes hing wie ein Damokles-Schwert über mir. Ich konnte nicht mehr so richtig froh sein. Nach einiger Zeit hatte ich akzeptiert, daß unser Sohn einen anderen Weg gehen sollte, als ich mir das für ihn ausgesucht hatte. Ich konnte ihn loslassen. Er sollte es so machen können, wie es für ihn gut war. Und er machte es gut. Seine Entwicklung war erfreulich. Ich konnte wieder lachen mit ihm und die dunkle Seite des Lebens wieder etwas vergessen. Ich kostete die Augenblicke mit ihm intensiv aus. Und doch bin ich immer wieder in diesen Abgrund gestürzt, in diese Leere, die den Tod bedeutete für mich. Wie von einem Wasserstrudel wurde ich erfaßt und auf den Grund getrieben, um irgendwo, ein Stück weiter, wieder aufzutauchen. Diese Reisen in den Abgrund mußte ich alleine machen. Niemand konnte mir in die Tiefen folgen. Nicht meine Freunde und nicht einmal mein Mann. Und das hat meine Einsamkeit noch einsamer gemacht. Von unserer Familie, von unseren Freunden und Bekannten wollte sich niemand mit dem Tod auseinandersetzen. Und schon gar nicht mit dem Sterben eines so herzigen kleinen Kindes. In den Vorstellungen so mancher Leute war nicht mein Kind krank, sondern ich. Ich wurde wie eine Kranke behandelt, mit Seidenhandschuhen angefaßt und von allem Unschönen ferngehalten. Allmählich begriff ich, daß diese Leute, die so wenig vom Leben verstehen, den Tod nie werden begreifen können. Aber die Wunden, die sie mir zugefügt haben, so will mir manchmal scheinen, sind bis heute nicht ganz verheilt ...«

In jener Zeit entschloß sich die Mutter, regelmäßig zu mir zu kommen, um über ihr krankes Kind und ihre eigene Not sprechen zu können. Bald mußten wir sehen, daß auch das »Kind in ihr« in größter Not war, das heißt ihre Erinnerungen ans eigene Kindsein und ihre Sehnsucht, die eigenen Lebensmöglichkeiten zu verwirklichen.

Düstere Erinnerungen lasten über ihrer Kindheit. Ein Gefühl der mütterlichen Geborgenheit habe sie zu Hause nie erfahren. Heute noch spürt sie etwas wie einen schweren Klumpen in sich, wenn sie an diese Zeiten zurückdenkt. So schlecht, wie es ihrem inneren Kind ging, so schlecht ging es auch ihrem kranken Kind Lukas, zumindest erlebte sie es so. Sie knüpfte damals Kontakt mit Eltern anderer schwerkranker und sterbenskranker Kinder, um mit jenen das schwere Schicksal ein wenig zu teilen und sich aus ihrer grüblerischen Einsamkeit und dem Gefühl des Ausgesondertseins zu befreien.

In Wirklichkeit ging es dem Kind seit jener unterlassenen dritten Operation zusehends besser. Ihr Mann blühte an dieser Erfahrung sichtlich auf, während sie sich auf seinen baldigen Tod einstellte. Um so mehr fühlte sie sich von ihrem Mann unverstanden, der diese bösen Ahnungen gar nicht teilen konnte. Sie konnte allmählich erkennen, daß sie ihren alten »Klumpen« in Lukas sozusagen fortleben ließ, daß es ihm angesichts ihres inneren düsteren Bildes gar nicht erlaubt war, sich zu erholen. Die Gegensätze im Erleben der beiden Eltern spitzten sich zu einer Zerreißprobe ihrer Ehe zu.

In abwechselnden Gesprächen mit der Mutter und dem Vater gelang es zwar nicht, die verschiedenen Erlebnisweisen einander anzugleichen, aber sie wurden doch bereit, den anderen in seinem Erleben zu respektieren. Ja sie konnten die gegensätzlichen Haltungen (bei ihr: Erwartung des Todes, bei ihm: Hoffnung auf Heilung) als zwei sich ergänzende Aspekte der gleichen ganzen Wahrheit ansehen. Ich ermutigte beide, sich – zusammen mit dem Kind – einige Tage der Ruhe an einem warmen Ort im Süden zu gönnen. Der Zustand des Kindes erlaubte dies durchaus.

Beim Vater wurde deutlich, daß er so etwas wie eine Schwangerschaft nachzuholen hatte, die seine Frau ihm ja voraus hatte. Vom Kind jetzt schon Abschied zu nehmen, das war für ihn nicht vereinbar mit seinem Wunsch, den Zugang zu seinem lebendigen Kind zu finden. Auseinandersetzung mit dem Tod wurde ihm durch seinen schwerkranken Vater abgefordert, der während vieler Monate dahinstarb. Im Gegensatz zur Mutter fiel es dem Vater schwer, seine Nöte einzugestehen und darüber zu sprechen. Nur in der größten Bedrängnis gelang es ihm hie und da, mich für eine Aussprache aufzusuchen.

Ich konnte ihm helfen bei der heiklen Suche eines eigenen Weges zwischen seinem kranken Kind und seinem sterbenden Vater.

Bei der Mutter waren es Träume, die ihr den Anstoß zu einer Neuorientierung gaben.

»Ich mußte lebendige Kinder begraben. Die waren ungefähr so alt wie Lukas. Die Leichen mußte ich zunächst aufstapeln. Ich konnte keine Särge finden. Das Erdloch war schon geschaufelt.«

Lebendige Kinder zu begraben, das empfand sie als etwas offensichtlich Unrechtes. Als erstes fiel ihr dabei ihr Kind ein, dessen Überlebenschancen sie – im Gegensatz zu ihrem Mann – vielleicht allzu pessimistisch einschätzte. Dann dachte sie aber auch an die vielen Pläne und Wünsche, die sie wegen Lukas und überhaupt wegen mangelnder Lebensenergien »begraben« hatte. Wie sehr der befürchtete Tod ihres Kindes mit ihrem eigenen Wandlungsprozeß zu tun hatte, machte der folgende Traum – nur wenige Tage später – deutlich:

»...Ich gehe mit meiner Schwester spazieren, ein Hubstapler lädt mich auf und entführt mich in ein Lager. Ich gelange in einen unterirdischen Schacht und stehe Schauerängste durch. Zwei Wärter heißen mich, durch ein enges Rohr hindurch zu kriechen, damit ich zum anderen Ende der Stadt gelange, was trotz meiner Ängste auch mein Wunsch ist. Ich beknie die Leute, vergeblich, es gibt keinen Ausweg. Dann aber wird es sehr angenehm, das Rohr ist sanft gepolstert, ich spüre ein irrsinnig angenehmens Vibrieren, wie in einem Super-TGV (train grande vitesse). Alles ist sonnendurchflutet, aufregend, befreiend.«

Soweit Lukas' Herzfehler und die möglichen Komplikationen konkret bedrohlich waren, trugen sie bei der Mutter dazu bei, daß sie ihren eigenen Entwicklungsprozeß um so entschiedener wagte. Der Traum und unsere vertiefenden Gedanken führten sie weit in ihre Kindheit und Jugend zurück. Nochmals ging sie – in ihrer Phantasie – einen Weg, der immer enger in eine scheinbar auswegslose Verzweiflung führte. Dann erst kam die große herrliche Befreiung.

Hierzu gesellte sich ein Erlebnis, welches die Mutter mir mit dem Ausdruck besonderer Beglückung berichtete:

»Vor dem Einschlafen habe ich den Tod gesehen. Für mich gab es da keinen Zweifel: Das ist er! Das war eine so ungeheure Gewißheit, als hätte ich schon lang auf ihn gewartet. Sein Gesicht war gutmütig, besorgt, bekümmert, schön, ja fast lustig. Ich hätte gerne mehr von ihm gesehen als nur den Kopf. Dies war mein ganz persönlicher Tod, der mir in dieser Nacht geschenkt wurde.«

Hierzu machte sie eine Zeichnung, die uns beiden den wohltuenden, zutiefst beruhigenden Charakter dieser Todesbegegnung verdeutlichte.

Bald aber mußte ich lernen, daß die Mutter eines kleinen Kindes sich nicht allzusehr auf die Arbeit in der eigenen Tiefe konzentrieren darf. Dieses könnte darinnen »abstürzen«, worauf ein anderer Traum warnend hinzuweisen schien. Die Wirklichkeit ihres Kindes rief uns wieder zurück. Dieses äußere Kind brauchte gegenwärtig mehr Zuwendung als ihr inneres. Mit Recht wollte die Mutter jetzt nicht Analyse, sondern so etwas wie eine Erziehungsberatung für ganz konkrete Belange ihres Kindes. Auf der anderen Seite tat es ihr sehr wohl, daß sie – wenigstens stundenweise – eine eigene Tätigkeit fand, die ihr Befriedigung gab. Denn manchmal glaubte sie, von den Ansprüchen ihres Kindes »aufgefressen« zu werden. Von einer Ferienreise ohne das Kind, die ihr von anderer Seite empfohlen wurde, riet ich ihr ab. Eine solche Erholung hätte sie sich mit lange währenden Schuldgefühlen erkaufen müssen.

Andere Träume zeigten ihr den Weg zur Klärung ihrer Beziehung zur Mutter, bis neue Träume eine reifende eigene Frauen-Rolle ankündigten.

»Ich sitze in der Kantine der Kinderklinik und drücke an meinen Brüsten. Sie sind prallvoll mit Milch gefüllt, bis die Milch herausschießt und auf den Boden flutscht. Alles ist besudelt von meiner so üppigen gelblichen Milch und sieht gar nicht schön aus. In diesem Moment kommt eine Frau auf mich zu, die ich nicht kenne und auch zuvor noch nie gesehen habe. Behutsam setzt sie sich zu mir und beginnt zu sprechen. ›Ich kann gut verstehen, was jetzt in Ihnen vorgeht‹, sagt sie zu mir. ›Bitte erzählen Sie mir doch.‹ Und ich erzähle ihr, daß die eben aus mir herausgelaufene Milch für mein Kind bestimmt war, das tot zur Welt kam. Ich fange an zu schluchzen, es ist ein befreiendes

Weinen, bin ich doch eingehüllt in die Wärme der unbekannten Frau, die so lieb zu mir spricht. Ich drücke noch immer an meinen Brüsten. Da schlägt die Frau vor, daß ich die Milch doch für ein anderes Kind aufbewahren solle, das sie dringend braucht. Sofort schwenke ich auf den Vorschlag ein, so plötzlich, als wäre der Vorschlag von mir gekommen. Und plötzlich finde ich die viele Milch in meinen Brüsten nicht mehr sinn- und zwecklos, denn sie kann für ein anderes Kind aufbewahrt werden, das sie dringend braucht.«

Nicht nur für die Mutter war diese im Traum gefundene Haltung befreiend. Mir schien, daß auch Lukas in dem Maße aufatmen konnte, wie die Mutter ihre »Milch« beziehungsweise ihre nährende Zuwendung nicht einzig diesem Kind, sondern zum Beispiel auch ihrem Mann schenken konnte. Diesen hatte sie allzulange wegen des Kindes vernachlässigt, wie sie nun erkannte. Die gütige Frau im Traum wurde ein Stück von ihr. Diese Kraft half ihr auch, vom eigenen Kindsein Abschied zu nehmen. Zusammen mit ihrem Mann konnte sie nun sagen: »Wir sind nun endgültig erwachsen geworden.«

Dem wirklichen Kind Lukas ging es zusehends besser. Der Herzspezialist und der Kinderarzt staunten beide gleichermaßen und stellten sich jetzt auf eine ganz neue, viel günstigere Prognose ein. Ich verstand die Eltern gut, daß sie die erstaunliche Verbesserung beim Kind mit ihrer eigenen neuen Einstellung zum Leben, zu ihrem Kind und zueinander in Zusammenhang brachten. Die Schattenseite dieser Vorstellung freilich war, daß umgekehrt auch die Herzkrankheit des Kindes und drohende Krisen immer wieder auf das eigene Schuldenkonto geschrieben wurden: Was haben wir falsch gemacht, daß ausgerechnet unser Kind ...? Auch diese Gedanken konnte ich nicht ohne weiteres zerstreuen, sie kamen aus einer schwer ergründbaren Tiefe. Nun ging es aber stetig besser, nur hie und da unterbrochen durch gelegentliche Erkältungen, die für herzkranke Kinder eine gefürchtete Belastung darstellen.

Nachdem die ersten schweren Jahre der Ungewißheit vorüber waren, hing für die Mutter das Damokles-Schwert höher, wie sie sagte. Sie fühlte sich nicht mehr so direkt und alltäglich bedroht. Der Vater meinte, durch die Krise des Kindes und durch das eigene Betroffensein hätten sich ihre Beziehungen zu anderen Menschen vertieft, die Gespräche seien wesentlicher geworden. Das Nachlassen der Sorgen erlebten sie andererseits auch wie ein »Loch«. Die Sorgen hatten offensichtlich so etwas wie einen Halt gegeben. Anders besehen, kann man wohl auch sagen: Die tägliche Sorge um das Kind hatte so viel Aufmerksamkeit in Anspruch genommen, daß die eigene unbekannte Welt (»Loch«) davon überblendet worden war. Während der Vater vor diesem Loch eher zurückzuweichen schien, wuchs bei der Mutter das Bedürfnis, sich eingehender damit zu befassen, gerade jetzt, wo Lukas' gutes Befinden ihr das eher erlaubte als bisher.

Wieder waren es Störungen des Kindes, durch welche die Mutter auf sich selbst aufmerksam wurde: In letzter Zeit erbrach Lukas ständig, immer gerade dann, wenn es der Mutter am wenigsten paßte. Das machte sie wütend, denn sie spürte: Das Erbrechen galt ihr. Ursprünglich, während der ersten Lebensmonate, war sein Erbrechen erklärlich als eine Folge der allgemeinen Schwächung durch den Herzfehler und die postoperativen Zustände. Heute schien Lukas dieses alte Muster wiederzuentdecken, und es bewährte sich als eine neue, gezieltere Revolte gegen die Mutter. Das Erbrechen des Kindes steigerte sich bald zu einer bedrohlichen Essensverweigerung, obwohl es ihm körperlich relativ gut ging. Ich ermutigte die Mutter, nicht nur die Wut zu äußern, sondern darüber hinaus sich zu fragen, was dieses »Kotzen« für das Kind und für sie selbst bedeuten könnte: Mir schien, als wäre Lukas allzusehr ihr einziger Lebensinhalt geworden und als wäre sein Erbrechen eine Zurückweisung von übermäßiger mütterlicher Fürsorge und Überforderung. Es war, als wollte er sagen: Behalte du deinen Dreck, statt mich damit zu füttern!

Damit war ein Weg gewiesen in Richtung zu ihren eigenen dunklen »Löchern«: Es fielen ihr sogleich ihre eigenen Eltern ein, gegen die sie heute noch eine starke Auflehnung spürte, von denen sie sich immer herabgedrückt und sich nie ernst genommen fühlte. So vieles habe sie in großer Einsamkeit für sich selber tragen müssen. Heute spüre sie das Bedürfnis, ihren Eltern dies alles »vor die Füße zu kotzen«.

In diesen Tagen hatte die Mutter einen neuen Traum, der den zugrundeliegenden Prozeß eindrucksvoll beschrieb:

»Ich stehe kurz vor meiner Entbindung, die Blase springt, ich muß erbrechen.«

Das Erbrechen ist in diesem Traum die Ankündigung einer baldigen Entbindung. Der Traum ist vieldeutig, die von ihm gemeinte Wirklichkeit komplex. Eine »Entbindung« gab es auf verschiedenen Ebenen: Ihr reelles Kind Lukas machte damals insofern eine Entbindung durch, als es – leicht verspätet – seine ersten Gehversuche machte. Das Gehenlernen des Kindes hat Adolf Portmann schon die »psychische Geburt« des Menschen genannt, in Analogie zu Säugetieren, die das Gehen in der Regel mit ihrer physischen Geburt erworben haben. Weiter konnte mit dieser Entbindung ein Gehenlassen des Kindes gemeint sein, auch in einem erweiterten Sinne des Wortes. Zu dieser Haltung paßt, daß Lukas' Mutter in jenen Tagen intensiv von dem Wunsch nach einem weiteren Kind sprach. Im weiteren dachten wir aber auch an ein geistiges Kind, das entbunden sein wollte: Etwas ganz Eigenes, das sie für sich verwirklicht, vielleicht einen kleinen Laden aufmachen oder sich um die Integration fremdsprachiger Kinder kümmern – das waren damals ihre Ideen. Und schließlich ging es um sie selbst als »Kind«, das sich so lange noch nicht endgültig von seinen Eltern hatte entbinden können, als ihre Kindheit mit »Schutt« überladen und von »dunklen Löchern« durchsetzt war. In der folgenden Zeit waren wir gemeinsam damit beschäftigt, Schutt abzutragen und Löcher aufzuhellen. Hier kam ihr ihre schöpferische Lust entgegen: In Aquarellen, Sandspielen und Collagen kam bisher Unausgesprochenes spielend zur Sprache. Daneben schrieb sie ihre Träume auf sowie den wiedergegebenen Bericht.

Den folgenden Traum empfanden wir beide wie eine Krönung dieser Aufräumarbeit:

»Ich erwarte ein Baby, mein Mann soll es von der Klinik heimbringen, es ist pausbackig, rund und gesund.«

Dieses runde Gesundsein galt nun auch wieder umfassend für alle Beteiligten: das äußere Kind, das innere sowie sie als Kind ihrer Eltern, das jetzt seinen eigenen Weg gehen darf.

Aus der Sicht von heute schreibt die Mutter folgendermaßen weiter:

»Lukas ist inzwischen fünf Jahre alt, ein zarter kleiner Junge mit einem starken Lebenswillen. Er kommt mit seiner Behinderung recht gut zu Rande und spürt sehr genau, wie weit seine Kräfte reichen. Sein Gesundheitszustand ist labil. Besonders im Winter, wenn es naß und kalt ist, erkrankt er häufig an Bronchitis. Er kann es sich nicht leisten, krank zu sein, denn die Krankheit belastet sein kleines Herz zu sehr. Lukas weiß um sein krankes Herz, er hat es gewußt, bevor er Fragen stellen konnte. Er weiß mehr als wir, seine Eltern. Die Ärzte wollen es mit einer dritten Operation versuchen, wenn er ein wenig älter ist. Ich denke, daß unser Sohn den weiteren Verlauf seiner Geschichte bestimmen wird, und ich bin zuversichtlich, daß er den für ihn besten Weg wählen wird.

Das Leben mit Lukas ist sehr intensiv. Es führt mich in schwindelerregende Höhen, wo ich denke, alles mit meinem Kind machen zu können. Es sind Tage und Wochen tiefen Glücks, während derer ich vergesse, daß mein Sohn schwer krank ist. Es sind Tage und Wochen, wo ich das Grenzenlose suche. Das Leben mit Lukas stellt mich aber vor viele Grenzen. Zwischen Hoffnung und Enttäuschung scheint nur ein schmaler Streifen Wirklichkeit zu liegen. Immer wieder erschrecke ich über die Begrenzung, die ich durch Lukas' Krankheit erfahre. Und immer wieder suche ich nach dem Sinn einer solchen Begrenzung. Es gibt Zeiten, in denen ich ganz ruhig fragen kann. Und eine Antwort erhalte. Es gibt aber auch andere, in denen ich schreien möchte. Ich rüttle dann wie eine Verzweifelte an den Gitterstäben meines Begrenztseins. Es gibt Momente, Tage, Wochen, Monate, da bin ich überzeugt, daß Lukas überleben wird. Es gibt aber auch jene dunklen Augenblicke, länger als ein Seufzer, da zweifle ich, ob mein Sohn genügend Herzschläge hat für das Leben auf dieser Welt.«

Die Gedanken von der Begrenztheit führten uns zu der Erkenntnis, daß es für sie gerade die engen Grenzen waren, die sie dazu brachten, das Glück der gesunden Tage von Lukas so tief zu empfinden.

Hier endet Lukas' Geschichte vorläufig, aber sie wird weitergehen, ebenso wie meine Arbeit mit der Mutter.

Diskussion

Zunächst einige Klärungen zur medizinischen Situation bei angeborenen Herzfehlern im allgemeinen und zum Herzfehler bei diesem Kinde im besonderen.

Es handelt sich um Mißbildungen, die auf die ersten Schwangerschaftsmonate zurückgehen, während welcher die Ausdifferenzierung des fötalen Blutkreislaufsystems stattfindet. Vielfältige Einwirkungen während dieser Zeit sind als Ursache denkbar: Röntgen- und andere Strahlen, sonstige physikalische oder chemische Einwirkungen, inbesondere Medikamente (zum Beispiel Thalidomid), bestimmte Infektionen, Sauerstoffmangel, Vitaminmangel. Und schließlich spielt die Erblichkeit eine gewisse Rolle. Auch spontane Veränderungen in der Erbmasse (Mutationen) können einer solchen Mißbildung zugrunde liegen. Der Katalog von möglichen Störfaktoren bei solchen »falsch gestellten Weichen« während der fötalen Organentwicklung ist hiermit sicher nicht abgeschlossen. Meines Erachtens verdient die seelische Situation einer Schwangeren auch in dieser Hinsicht mehr Beachtung. Insofern möchte ich psychische Faktoren auch für angeborene Störungen im allgemeinen nicht ausschließen. Wer hat nicht schon von der Volksweisheit gehört, daß bei einem Neugeborenen ein Feuermal durch das Erlebnis einer Feuersbrunst während der Schwangerschaft ausgelöst sei?

Der Herzfehler des Kindes, von dem hier berichtet wurde, (anomal mündende Lungenvenen) ist ein seltener. Andere sind häufiger, längst nicht alle sind so schwer und lebensbedrohlich. Vier bis sechs Prozent aller Kinder haben einen Herzfehler, von denen allerdings viele so leicht sind, daß sie unbemerkt bleiben. Bei Lukas handelte es sich um einen nicht-zyanotischen Herzfehler, der also nicht mit einer blauen (zyanotischen) Verfärbung der Haut einhergeht. Es besteht eine Art Kurzschluß, indem ein Teil des Blutes, das sauerstoff-angereichert aus der Lunge kommt, nochmals durch die Lunge fließt statt durch den Körper. Das bedeutet unter anderem, daß das Herz übermäßig beansprucht werden muß, damit der Körper einigermaßen mit Blut versorgt wird. Dieser Zustand wurde bei Lukas zwar operativ korrigiert, aber eine narbige Verengung der operierten Lungenvenen verursachte eine neue gefährliche Situation, und eine neue Operation wurde notwendig.

Die Folge vieler Herzfehler ist zunächst eine verminderte Belastbarkeit, denn jede Anstrengung erfordert noch mehr Pumpleistung vom Herzen. Aus dem gleichen Grunde ist bei diesen Kindern der Infekt gefürchtet, besonders im Bereich der Lunge. Bei dieser allgemeinen Schonungsbedürftigkeit und der oft knappen Versorgung des Körpers mit Sauerstoff ist die Folge eine Verlangsamung der körperlichen und motorischen, weniger der geistigen Entwicklung.

Oft ist bei werdenden Eltern die Angst groß, ein behindertes Kind zu bekommen, groß auch der Schock, wenn sich – selten zwar – diese Befürchtung bewahrheitet oder wenn Eltern von der Geburt eines behinderten Kindes überrascht werden. Welche umwälzenden Veränderungen ein solches Kind bei seinen Eltern auslösen kann, hat der herzkranke Lukas uns vor Augen geführt.

Eine besondere Situation schafft die Geburt eines schwer geistig-behinderten Kindes, besonders dann, wenn sich die Behinderung dem Betrachter von außen kundtut. Eines der ersten Gefühle ist bei den Eltern dann verständlicherweise Scham vor den Blicken der Nachbarn und Angst vor den Fragen aus der weiteren Familie, dann vielleicht Trauer und Wut über die schwere Aufgabe, die ihnen da zufällt. Nun ist es aber oft gerade diese schwere Aufgabe, durch welche die Eltern, oder gegebenenfalls die ganze Familie, zu einer anderen Einstellung zum Leben, ja zu einem neuen Lebenssinn geführt werden kann. Ein solches Kind, das schon von Geburt an all die Erwartungen der Eltern radikal nicht erfüllt, hat vielleicht so etwas wie eine revolutionierende Kraft der Veränderung für die Familie. Denn solch ein Kind ist dann auch gegen spätere Erwartungen immun. Für die ganze Familie kann das eine Chance sein. Ist es doch allzu bekannt, wie sehr elterliche Erwartungen das Kind in seiner Entwicklung (und die Eltern selbst) einengen können.

Echte Schwierigkeiten im Umgang mit diesen Kindern sollen hier nicht verschwiegen oder beschönigt werden. Kinder, die geschont und gepflegt werden müssen, und Eltern, die (fast naturgemäß) diesem Kind Schuldgefühle entgegenbringen, wirken oft in unglücklicher Weise zusammen. Denn diese Kinder sind ein »gefundenes Fressen« zur Stillung solcher Schuldgefühle. Manche Eltern stillen ihr Bedürfnis zu pflegen und zugleich ihr Schuldgefühl, am Ende oft zum Nachteil des Kindes und zum Nachteil ihrer selbst, besonders wenn das Kind vielleicht durch die große Umsorgung in seiner körperlichen Aktivität und in seinen sozialen Kontakten eher eingeschränkt als gefördert wird und wenn die Eltern sich das kranke Kind zur einzigen Lebensaufgabe (durchaus im doppelten Sinne des Wortes!) machen. Solche Eltern meinen es natürlich besonders gut, aber sie inaktivieren und isolieren ihr Kind ebenso wie sich selbst. Im Falle von Lukas hatte diese Gefahr bestanden, bis die Mutter durch ihre Arbeit an sich selbst die innere Freiheit erlangte, um auch dem Kind freien Lauf lassen zu können.

Die Bedeutung der Frage, ob eine Erkrankung seelisch verursacht sei, wird relativ, wenn man bedenkt, daß der *Verlauf* einer Krankheit immer »psychosomatisch« ist. Lukas' Eltern hatten sich immer wieder gefragt: Hat unser Verhalten, unsere Einstellung einen Einfluß auf die Überlebenschancen des Kindes? Ich war überzeugt: Ja, auch wenn die Kardiologen und Herzchirurgen aufgrund ihrer objektiven Befunde keine Hoffnung auf Überleben machten. Lukas' erstaunliches Überleben ist natürlich kein statistischer Beweis, aber ein Hinweis für die »Formbarkeit« des Krankheitsverlaufes durch die nächste Umwelt des Kindes. Es ist weniger der objektive Befund der anatomischen Verhältnisse des Herzens als vielmehr die Vielfalt der mitwirkenden Begleitumstände, die einerseits empfindlich vom ganzheitlichen Befinden des Kindes abhängen und die andererseits für den gesamten Verlauf entscheidend sein können. Zum Beispiel ein Infekt der Atemwege – seinerseits durchaus auch psychosomatisch mitbedingt – kann, und dies wiederum je nach Verlauf des Infektes, für ein herzkrankes

Kind tödlich sein. Eine spezielle Komplikation, die im Falle von Lukas eine besondere, gefürchtete Rolle spielte, waren die Narben-Konstrikturen (Gefäßverengung durch übermäßige Narbenbildung im Bereich der operierten großen Blutgefäße). Diese bildeten sich nach den beiden Operationen in einem Maße, daß eben dadurch eine neue Operation sich aufdrängte.

Wenn Eltern eines behinderten Kindes fragen: »Warum?«, so bin ich als Kinderarzt und auch als Kinderpsychologe bald an den Grenzen meines Wissens. Diese und viele andere Fragen, die sich mir tagtäglich in der Arbeit stellen, reichen weit über das hinaus, was ich wissen kann, ohne daß ich mich deswegen schulterzuckend den Fragen entziehen könnte. In der Frage »Warum?« klingt oft ein »Wozu?« mit und damit die Frage nach dem Sinn und nach der Bedeutung der Krankheit für das Kind und für die Eltern. Diese Frage wurde zum Leitmotiv in der Arbeit mit den Eltern dieses herzkranken Kindes.

Elisabeth und Stefan: Leukämie

Als Beispiel für eine anerkanntermaßen körperliche Krankheit, die begleitet ist von tiefen seelischen Veränderungen im Kinde wie in seiner Familie, möchte ich ein Beispiel wählen, das mein eigenes Arbeiten und Denken nachhaltig geprägt hatte: die Leukämie. Es war die Begegnung mit leukämiekranken Kindern, ihren Eltern und Geschwistern, die meiner beruflichen Entwicklung eine neue Orientierung und Sinn gegeben hatte. Allzusehr war das Leiden dieser Kinder bisher als »rein körperlich« deklariert worden. Auf der Suche nach einem seelischen Zugang und Verstehen gerade dieser Kinder und dieser Krankheiten entschloß ich mich, meinen Beruf in Richtung Psychiatrie und Analytische Psychologie zu erweitern. Auf diese Weise wurde diese Krankheit für mich persönlich die »psychosomatischste« Krankheit überhaupt.

Im Umgang mit diesen Kindern litt ich anfangs unter meiner Hilflosigkeit, wenn ich glaubte, etwas tun zu müssen, oder unter meiner Sprachlosigkeit, wenn ich glaubte, etwas sagen zu müssen. Erst später erfuhr ich von den kranken Kindern selbst, daß es auf etwas ganz anderes ankam, nämlich: zuhörend da zu sein und mitzugehen. Dies schien mir besonders dann schwer zu sein, wenn eben nichts getan und nichts gesagt werden konnte. Es schien mir dann wichtig, die eigene Hilf- und Sprachlosigkeit einzugestehen, anzunehmen und auszuhalten.

Die beiden folgenden Berichte über Begegnungen mit sterbenskranken Kindern sind eine freimütige Darstellung der eigenen Betroffenheit. Beide Kinder litten an der gleichen Krankheit: akute lymphatische Leukämie. Jedoch waren die Persönlichkeiten und die Bewältigung der bedrohlichen Situationen bei beiden grundsätzlich verschieden. Diese Kinder waren wichtige Stationen für mich selber, für meine Haltung zu Tod und Sterben und damit zum Leben. Es zeigte sich, daß ich durch mein aufmerksames Zuhören und Miterleben zum

Lernenden und die beiden Kinder zu meinen Lehrmeistern wurden.

Elisabeth

Als die achtjährige Elisabeth mit Verdacht auf Leukämie ins Spital eintreten mußte, war ich Abteilungsarzt. Die Diagnose mußte bald bestätigt werden. Während der drei Wochen der intensiven Behandlung lag sie in einem Einzelzimmer, damit sie vor Infektionen geschützt war. Dieses Zimmer war mir in einem erschaudernden Sinne heilig. Es kostete mich immer eine kleine Überwindung, die Schwelle zu überschreiten. Elisabeth war für mich eine Gezeichnete, bestimmt für einen ganz besonderen Weg, dem meinen weit voraus, in einsamer Entfernung auch zu ihrer Familie. Zwar kamen die Eltern oft zu Besuch und brachten reichlich Geschenke. Aber sie schienen mir sehr betreten und verlegen, sprachen nur über ganz alltägliche Dinge mit Elisabeth, innerlich hatten sie einen großen Abstand zu ihr. Sie selbst schien sich mit einer Art Schutzmantel zu umgeben, welcher nur einen oberflächlichen Kontakt erlaubte, als wolle sie sich seelisch nicht berühren lassen. Auch dies war es, was mir den Besuch in ihrem Zimmer erschwerte: Mir lagen Dinge auf der Zunge, die sie im Gespräch nicht zuließ. Über anderes mit ihr zu sprechen dagegen schien mir zu banal, ja unwürdig angesichts ihres Schicksals.

Elisabeth kam über den ersten Krankheitsschub gut hinweg. Sie konnte in einem kräftigen Zustand nach Hause entlassen werden, ging wieder zur Schule, hatte Besuch von ihren Freundinnen – äußerlich alles so, als wäre nichts geschehen. In regelmäßigen Abständen mußte sie zu Kontrollen und Behandlungen in unsere Poliklinik kommen, das empfand sie als eine schwere Plage, lautstark konnte sie darüber fluchen, rissen doch diese Konsultationen sie jedesmal aus ihrem Alltag heraus, in dem sie sich völlig normal und gesund wähnte. Elisabeths Umgebung, die Eltern, der größere Bruder und die kleinere Schwester taten auch alles, um den gesunden Alltag zu betonen. Auch eine gutmeinende ärztliche Kollegin ging in diesem Sinne positiv auf das Mädchen ein und unternahm mit ihr Dinge, die das aktive, lebendige Leben bestärkten und die schmerzliche Wirklichkeit verleugneten. Elisabeth schätzte es sehr, wenn sie mit ihrer Ärztin zum Beispiel reiten gehen konnte. Aber, ein wesentlicher Teil der ganzen Wahrheit wurde bei dem ganzen Arrangement konsequent ausgelassen. Es bestand so etwas wie ein Komplott des Schweigens in der Umwelt von Elisabeth.

Beide Eltern zeigten ein starkes Bedürfnis nach Aussprache. Wir luden sie zu unseren Elternabenden ein, bei welchen sie, zusammen mit anderen Eltern in ähnlicher Situation, Gelegenheit hatten, außerhalb des Klinikbetriebs mit uns über persönliche Nöte zu sprechen und mit andern Eltern zu teilen. Die Ehe von Elisabeths Eltern war schon seit Jahren am Zerbrechen, erst die schwere Krankheit ihres Kindes brachte die beiden wieder vorübergehend zusammen, zu einer Art Notgemeinschaft. Gegenüber Elisabeth gaben sie sich gemeinsam große Mühe, gute Miene zum bösen Spiel zu machen, indem sie ihr eheliches Zerwürfnis überspielten und die Krankheitsbedrohung verleugneten.

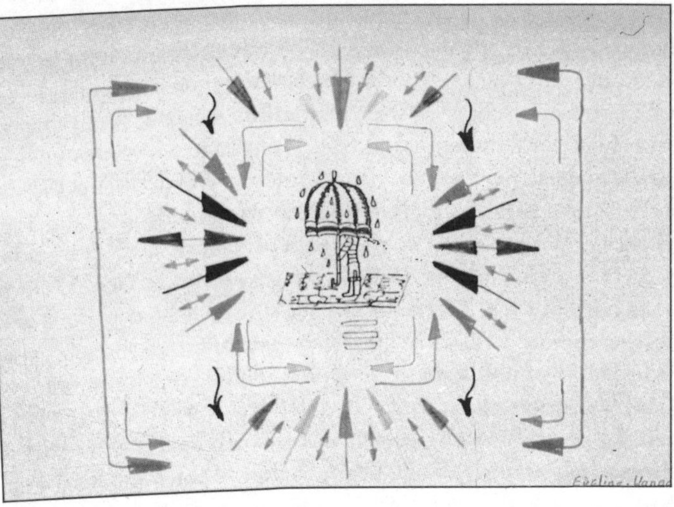

25. Das Schirm-Mädchen

Elisabeth produzierte damals viele Zeichnungen, wozu wir sie ermutigt hatten. Während Wochen blieb sie bei ein und demselben Motiv (Abb. 25): Ein Mädchen steht unter einem großen Regenschirm am Rande eines Trottoirs. Riesengroße Tropfen prallen auf den Schirm und sammeln sich am Boden zu zwei Pfützen. Auf der Straße sieht man die Andeutungen von einem Zebrastreifen. Der Kopf und der Oberkörper dieses Mädchens bleiben geschützt und verborgen unter dem riesigen Schirm. Weder die Tropfen noch die Blicke können ihr Gesicht erreichen.

Dieses Bild war ein deutlicher Ausdruck ihrer Haltung, die ich akzeptieren mußte. Sie wich mir aus und ließ mich kaum an sich heran. Statt dessen überreichte sie mir immer wieder eine solche Zeichnung mit dem Schirmmädchen, als wollte sie mir damit sagen: »Laß mich in Ruhe in meiner Einsamkeit!« Einzig der angedeutete Zebrastreifen schien ein Stück weit einen Zugang zuzulassen.

Der Vater suchte mich eines Tages für ein Gespräch auf, als er das hartnäckige Schweigen um sein Kind und dessen Krankheit kaum mehr aushielt. Ich ermutigte ihn, mit Elisabeth (vielleicht auf einem Spaziergang) offen über seine schrecklichen Sorgen und Ängste zu sprechen, um damit beide gleichsam aus der Einsamkeit ihres Wissens zu befreien. Zu meinem großen Kummer mißglückte aber auch dieser Versuch: Elisabeth gab sich entrüstet, schon als ihr Vater anfing von der Krankheit zu sprechen. Sie beschwor ihn, die Krankheit zu vergessen und sich »normalen« Dingen zuzuwenden. »Was ist denn los mit euch heute: Bitte, bitte, seid doch so wie gestern und alle Tage vorher«, flehte sie, ja schrie sie. Die Eltern und die beiden Geschwister hielten sich fortan weiter an dieses Gebot, einerseits erleichtert, andererseits bedrückt. Der Scheinfriede wurde fortgesetzt, und es schien auch ganz gut zu funktionieren. Aber jedesmal, wenn Elisabeth ins Spital mußte, war die Hölle los. Und besonders als sie einen Rückfall hatte, war sie ganz verloren. In keiner Weise schien sie darauf vorbereitet. Es herrschte dann eine unsagbare Stille um sie herum. Später kam es immer häufiger zu Rückfällen und Komplikationen, die sie in großer Einsamkeit durchstehen mußte.

Eines Tages spürte die Mutter, daß es mit Elisabeth bald zu Ende gehen würde. Im Fieber äußerte das Mädchen einen sonderbaren Wunsch: »Gebt mir Sand und Kies zu essen!« Wünschte sie Gewicht, Ballast, um Erdenschwere zu behalten? Oder verband sie sich in ihrer Phantasie schon mit der Erde, von der sie aufgenommen werden sollte? Die Mutter war völlig hilflos. Sie wußte nicht, was sie sprechen, noch, was sie tun sollte. Sie hatte nicht den Mut, ihr Kind zu Hause sterben zu lassen. Schließlich wurde Elisabeth in das Spital eingeliefert, obwohl sie sich entschieden und flehentlich dagegen wehrte. Allein der Vater war während Elisabeths letzten Lebensstunden imstande, sie zu begleiten. Während er seinen Arm um ihre Schulter hielt, spürte er, daß er ihr ganz nahe war. Mit schwacher Stimme wiederholte sie ihre Worte vom Sand und Kies und drückte ganz fest die Hand des Vaters. Er blieb die ganze Nacht, bis sie im Morgengrauen starb. Später vertraute mir der Vater an, daß er nur deshalb seiner sterbenden Tochter so nahe habe sein können, weil er damals auf dem Spaziergang den Mut gehabt hatte, offen mit ihr zu sprechen. Er ist heute glücklich darüber.

Mit der Mutter dieses Mädchens hatte ich während der folgenden Monate noch viele Gespräche: Für sie war die Tochter noch gar nicht gestorben. Das mußte in mühseliger seelischer Arbeit nacherlebt und durchgearbeitet werden. Damals verbrachte sie viele Stunden am Grab ihres Kindes. Es dauerte zwei Jahre, bis sie es auch innerlich sterben lassen konnte. Solange sie den Tod verleugnete, lebte sie selbst nicht richtig und war nicht gegenwärtig für ihre Familie. Die beiden Geschwister litten damals sehr unter der affektiven Abwesenheit ihrer Mutter. Der Vater hatte schon lange das Haus verlassen.

Der Tod dieses Mädchens hatte für mich schmerzliche Fragen geschaffen, ohne daß ich eine beruhigende Antwort gefunden hätte. Was mich wohl am meisten betroffen gemacht hatte, war die eisern lebensbejahende Haltung des Mädchens, das keine böse Ahnung vom Sterben an sich heran zu lassen schien. Ich vermutete, daß sie die Unfähigkeit ihrer Angehörigen spürte, der tödlichen Bedrohung ins Auge zu sehen, und daß sie dies loyal respektierte.

Mein Wunsch, im offenen Gespräch mit ihr das Wissen und die Wahrheit zu teilen, blieb unerfüllt. Zwischen der Haltung dieses Mädchens und meiner Überzeugung bestand ein Widerspruch, eine Spannung, die ich auszuhalten hatte. Erst nach ihrem Tod konnte ich auf die in mir lebendige Haltung zurückgreifen, als es darum ging, mit der Mutter die so lange verleugnete Wahrheit sozusagen nachzuholen und damit ihren eigenen Lebensweg zu öffnen. Hätte nicht der Vater schon zu Lebzeiten des Kindes für einen kurzen Moment den Durchbruch gewagt, gegen den damaligen scheinbaren Widerstand des Mädchens, so wäre sie vermutlich in totaler Einsamkeit gestorben. So konnte meine Sterbebegleitung zu Lebzeiten des Mädchens nur über den Vater wirksam werden.

Stefan

Zunächst eine kurze Übersicht über den Krankheitsverlauf: Stefan, geboren 1965, ältester von drei Brüdern, erkrankte mit sechs Jahren an einer akuten lymphatischen Leukämie. Nach einer anfänglichen stationären Behandlungsphase von sechs Wochen wurde er im weiteren in unserer Poliklinik (beides in der Universitäts-Kinderklinik Zürich) kontrolliert und behandelt. Im März 1973 kam es zu einem Leukämie-Befall der Hirnhäute, im Oktober 1973 zu einem Knochenmark-Rezidiv (Rückfall) sowie zu einem leukämischen Herd im Gehirn mit epileptischen Anfällen, im Februar 1974 nochmals zu einer Hirnhautleukämie und im März 1974 zu einem Knochenmark-Rezidiv. Zwischen diesen Komplikationen war das Kind jeweils in einem befriedigenden Allgemeinzustand und konnte die Schule besuchen. Nach weiteren Komplikationen erhielt es eine Knochenmark-Transplantation, unter Vorbehandlung mit einer Ganzkörperbestrahlung und einem hochdosierten antileukämischen Medikationsstoß. Trotz Pflege in einer sterilen Einheit starb er am 12. 7. 74 an einem schweren Lungeninfekt.

Während dieser Zeit produzierte das Kind mit Hingabe und Sorgfalt ein Werk von über 300 Zeichnungen, welche für Stefan ein wichtiges Ausdrucksmittel darstellten und einen Zugang zu bislang verborgenen Bereichen seines Erlebens ermöglichten. So entstand eine neue Brücke der Beziehung und Verständigung mit diesem sonst so schweigsamen Kind. Und schließlich trug die Form der »Aussprache« dazu bei, auch die Eltern und Geschwister dieses Kindes aus ihrer Isolation und betroffenen Sprachlosigkeit herauszuführen.*

Die Familie (Abb. 26)

Von seinem ersten Leukämie-Schub (April/Mai 1971) erholt, zeichnet Stefan dieses Bild (Abb. 26) und macht uns dadurch auf seine mitbetroffene Familie aufmerksam.

Kinder und Eltern befinden sich in zwei voneinander getrennten Rahmen! Ganz links steht Stefan selbst mit eigenartig rechteckig starrem Mund, daneben seine beiden jüngeren Brüder, wie im Hintergrund: der eine mit erhobenen Armen und lachendem Mund, der Kleine als Schreihals gekennzeichnet. Die Eltern haben keine Arme, was Rat- und Hilflosigkeit noch unterstreicht.

Von der Mutter erfuhr ich dann, daß der kleine Ivan sich nicht nur durch sein Geschrei, sondern auch durch fortgesetztes Bettnässen gegenüber seinem durch die Krankheit in den Mittelpunkt gerückten Bruder bemerkbar machte. Nick dagegen wurde immer häufiger die schwere Aufgabe zuteil, zu Hause nicht nur den großen Bruder, sondern sogar die Eltern zu vertreten, wenn sie Stefan ins Spital begleiten mußten, bis auch er schließlich wegen Schlafstörungen und Bauchweh zum Arzt »durfte«.

Der weiße Alptraum (Abb. 27)

Stefan hatte einen Traum (Abb. 27). Hier stellt er sich selbst dar mit hoch aufgerichtetem weißem Kopf. Darüber steht eine große weiße Fläche, gewissermaßen als Träger der Trauminhalte: Da dringt einer – zur Unkenntlichkeit vermummt und mit Pistole bewaffnet – im Laufschritt bei ihm ein. Ihm folgt ein Gebilde, das der Träumer als Gespenst bezeichnete, es hat

* Mit großer Dankbarkeit gedenke ich der entscheidenden Anstöße, die ich von Susan Bach, London, durch das gemeinsame Arbeiten an vielen Kinderzeichnungen erhalten habe (20, 21, 33).

aber auch – nebenbei – die Gestalt einer sich bewegenden weißen Blutzelle mit schwarzen Zellkernen. Gleich daneben ein dem Kind wohlbekanntes Symbol: der Tod, er steht hier am Ende des weißen Alptraumes. Vergleicht man diese drei bedrohlichen Symbole auf der großen weißen Fläche mit dem so kleinen weißen Kopf des Träumers, so fragt man sich, wie er das alles fassen und in sich aufnehmen soll.

Aus der Krankengeschichte ist zu erfahren, daß Stefan gerade einen Leukämie-Befall der Hirnhäute (Neningeosis leucaemica) überstanden hatte. Wenige Monate später kommt es zu einem Knochenmark-Rezidiv und weiteren Komplikationen.

Zwischen Erde und Himmel (Abb. 28)

Unter seinem großen, rotgewellten Dach ist dieses Haus (Abb. 28) auffallend niedrig, wie abgeschnitten oder absinkend. Genau über ihm steht ein hellrotes Figürchen, halb Mensch, halb Vogel, an der Grenze zwischen Erde und Himmel, und hebt seine Arme (oder Flügel) zur bedrohlichen roten Wetterecke. Die Krone des so schlecht verwurzelten Baumes scheint in Flammen zu stehen, und eine kleine, schwarze Figur, vielleicht ein Vogel, hebt gerade die Flügel zum Abflug.

Seit vier Tagen liegt Stefan wegen eines Knochenmark-Rezidivs und einer leukämischen Infiltration des Gehirns (mit einem fokal-epileptischen Anfall) in der Klinik. Also ein zweifach akuter Prozeß, der sich hier bildlich möglicherweise im Dach des Hauses und der Krone des Baumes widerspiegelt. Haus und Baum scheinen hierdurch in gleicher Weise unbewohnbar geworden zu sein. Immerhin, die antileukämische Therapie erwies sich als genügend wirksam (für diesen Schub), und auf dem Bild bekommt »er« wieder festen, braunen Boden unter die Füße. Weniger akut, aber nicht minder numinös, wirken die vier schwarzen Vögel und die vier schwarzen Wolken, und mit Betroffenheit liest man im weiteren Verlauf der Krankengeschichte von einem weiteren Rezidiv, genau vier Monate später.

Seeschlacht (Abb. 29)

Stefan wählte für sein Bild (Abb. 29) ein großes, blaßgelbes Blatt und zeichnete darauf mit zehn verschiedenen Farben (Filzschreiber). Wir sehen zwei große Segelschiffe im Ausschnitt, die also über die Begrenzung dieses Blattes hinausreichen. Die Spitzen der Schiffe verschränken sich, wie wenn sie aufeinandergefahren wären oder sich ineinander verhakt hätten. Das linke Schiff ist durch die schwarze Totenkopffahne ganz links oben im Bild besonders gekennzeichnet, wohl als Seeräuberschiff. Seine Segel scheinen vom Wind stark aufgebläht, im Gegensatz zu dem zeltförmig hängenden blaßrosa Segel des rechten Schiffes. Das linke Schiff besitzt einen kräftigen Mast, auf dem rechten Schiff sehen wir keinen.

Auf Deck der Schiffe ist ein turbulenter Kampf dargestellt, bei welchem, so vermuten wir, sieben braungekleidete Seeräuber mit verschiedenen Stich- und Schußwaffen über die acht anderen (blaugekleideten) Seeleute herfallen. Ein Mann aus dem großen Mastkorb des Seeräuberschiffes wirft überdies Dolche aus großer Entfernung auf das gegnerische Schiff. Aus dem Schuth der Mastkorbwandung feuert ein anderer in die gleiche Richtung. Unter Deck, in den siebeneckigen Luken, sehen wir sieben Kanonenöffnungen. Feuer und Rauchschwaden weisen auf zwei soeben abgefeuerte Schüsse hin, in anderen Luken sehen wir Arme wie Funzeln, vermutlich zur Zündung weiterer Kanonenschüsse. Den blauen, angegriffenen Seeleuten stehen zum Teil die Haare zu Berge, ja Hüte fliegen in die Höhe. Der gekrümmte, blau gekleidete Mann, ganz rechts im Bild, ist – nach Comic-Manier – mit einem großen Fragezeichen versehen. Was ist wohl seine Frage? Die sieben Luken auf dem angegriffenen Schiff scheinen leer zu sein, vielleicht sind sie auch verschlossen. Darunter sehen wir sechs rote Bullaugen. Die Wellen sind eigenartig starr und eckig, als wären es Felsen. Das rechte Schiff hat mit einem großen Teil seines Rumpfes gar keinen Kontakt mehr mit dem Wasser.

Im Mittelpunkt des Geschehens (und des Erlebens von Stefan) steht ein Kampf. Von der äußeren, körperlichen Wirklichkeit wissen wir, daß der achteinhalbjährige Stefan fünf Wochen zuvor einen Rückfall in seiner Leukämie erlitten hatte. Seither erhielt er eine intensive Behandlung mit sieben Stößen eines stark wirksamen Medikaments, davon den letzten am Tage dieser Zeichnung. Zusätzlich bekam er an diesem Tag eine einzelne Injektion in den Rückenmarkskanal, zur Verhütung einer drohenden Hirnhautleukämie.

Wenn wir das Geschehen auf dem Bild mit den Augen des klinischen Beobachters betrachten, so finden wir hier seinen körperlichen Befund und unsere medizinischen Bemühungen deutlich wiedergegeben. Die häufigen Besuche in der Poliklinik standen damals für Stefan im Vordergrund seines täglichen Erlebens. Die ärztlichen Eingriffe waren für ihn eindrucksvoll und zum Teil auch schmerzhaft. Der so entschlossen dargestellte Angriff mit den Waffen spiegelt vielleicht die Wut gegen die Krankheit und zugleich die tapfere Kooperation des Kindes in unserem gemeinsamen Kampf gegen die Krankheit. Mit massiver Schützenhilfe von unten und von oben kämpfen die sieben Seeräuber wild drauflos, sie überraschen und überrumpeln die Besatzung des anderen Schiffes, welche hoffnungslos zu unterliegen scheint.

Der Kampf gegen die Krankheit brachte an jenem Tag, so ist es aus der Krankengeschichte dokumentiert, einen erfreulichen Erfolg: Die Blut- und Knochenmarkuntersuchung zeigte eine totale Remission (Erholung). Soweit war der Kampf also erfolgreich.

Bei näherer Betrachtung sagt uns das Bild aber mehr. Es wäre ja eine einseitige Vereinfachung, die Überlegenheit der Seeräuber nur als einen Erfolg zu begrüßen. Das Bild zeigt es ja nur zu deutlich: Für die blaue Besatzung – und damit wohl für die geistig lebendige Seite des kranken Kindes selbst (blau: Farbe des klaren Himmels) – geht es um Leben und Tod. Helle Verzweiflung spricht aus ihren Gesichtern. Das große Fragezeichen über dem Seemann ganz rechts im Bild, also in einiger Distanz vom zentralen Kampfgeschehen, mag so etwas wie Zweifel am Fortgang dieses Kampfes ausdrücken. Das schlaffe »durchsichtige« rosa Segel des angegriffenen Schiffes läßt uns hinsichtlich seiner weiteren Lebensfahrt nichts Gutes vermuten, wenn auch die sechs roten Bullaugen im Rumpf des Schiffes auf seine erholten roten Blutkörperchen deuten könnten:

Körperlich hat die »aggressive« Behandlung dem Kind ja noch einmal nachweislich helfen können. Aber welche Waffen stehen zur Verteidigung der angegriffenen Mannschaft zur Verfügung? Wir sehen keine! Wenn wir als Betrachter einmal in den Rumpf des Schiffes zu »schlüpfen« versuchen, dann ist es uns unbehaglich zumute wie dem Zeichner selbst: Dieser Rumpf hat zum großen Teil keinen Kontakt mehr zum tragenden Wasser! Übrigens erinnern mich die spitzen Wellen an die Zakken im Krankheitsverlauf, wie sie auch in der Krankenkurve dargestellt sind.

Ali Baba und die 40 Räuber (Abb. 30)

Das Bild (Abb. 30) ist eine Erinnerung an das Märchen »Ali Baba« aus »Tausendundeiner Nacht«, in welchem der Held mit dem Zauberspruch »Sesam öffne dich« heimlichen Zutritt zu der Höhle der Räuber findet, deren Nachstellungen er geschickt entgeht.

Der »Schatzhöhle« am linken Bildrand stehen fünf Gestalten gegenüber, die die rechte Bildhälfte einnehmen. In ihrer Mitte steht ein weißer Knochenmann, mit einer Säge in seiner erhobenen Hand. Diesen weißen Tod (vgl. auch Leukämie, leukos = weiß) darf man um so aufmerksamer zur Kenntnis nehmen, als er im Märchen nicht vorkommt. Drei der Gestalten scheinen eine feindliche Haltung gegen ihn einzunehmen. Das vierte Männchen, unten im Bild, geht seinen eigenen Weg: Sein zügiger Schritt, seine Waffe und sein offener Blick weisen voraus und heben sich deutlich von der aggressiven und zugleich zwiespältigen Haltung der anderen drei ab. Er schreitet gerade unter der Säge des Knochenmannes vorbei: Seine Kleider sind eigenartig »angesägt«.

Unbewußt mag diesem Bild die erbitterte Auseinandersetzung mit der »weißen Krankheit« zugrunde liegen. Die drei schwarzen Blitze über dem einen Kopf sind wie eine bildhafte Darstellung der therapeutischen Schädelbestrahlung. Die scharfen Waffen wären dann vielleicht ein Kompliment an unsere (vorübergehend erfolgreiche) Therapie. Und vielleicht dank dieser hat es das kleine Männchen unten nochmals »geschafft«: Mit neuer Kraft und Farbe, allerdings von der Säge des Todes gezeichnet, kann es sich einem andern Ziel zuwenden, der Höhle mit den vielversprechenden Schätzen.

Kraft des Himmels (Abb. 31)

Welcher Art dieses Ziel sein könnte, davon gibt das folgende Bild (Abb. 31) einen starken Eindruck: Ein Himmelskörper von ungeheurer Größe und Kraft dominiert das Bild und scheint alle Grenzen zu brechen. Das kleine Haus unten wirkt dagegen wie eine letzte Bastion irdischen Lebens. Auch das nächste Bild (Abb. 32) führt zu neuen Horizonten.

Wikingerschiff (Abb. 32)

Das großbauchige Schiff auf bewegter See zählt auf Deck zehn Wikinger von verschiedener Größe, Farbe und Bewaffnung. Alle Waffen sind erhoben. Für die zehn Mann stehen aber nur neun Schilde zur Verfügung! Und wir wissen, daß es Stefan auf seinen Zeichnungen sehr genau nahm. Sechs blutrote Streifen decken einen Teil des aufgeblähten Segels. Auf dem weiß gebliebenen Raum nach dem sechsten Streifen wäre noch Platz für etwa drei weitere Streifen. Oben im Mastkorb steht ein elfter Wikinger, mit Fernrohr. Sieben Strichlein über seinem Kopf deuten wohl – nach üblicher Manier dieses begabten Zeichners – seine plötzliche Aufmerksamkeit an.

Immer wieder war ich erstaunt, welchen Wert das Kind darauf legte, daß ich alle Einzelheiten seiner Bilder sorgfältig zur Kenntnis nahm. Hatte ich etwas übersehen, so machte er mich durch einen leichten Stoß mit seinem Ellbogen darauf aufmerksam. Nachdem ich auch dieses Bild gebührend bewundert hatte, wagte ich, ihn etwas zu fragen: »Wer ist der Mann dort oben?« Da keine Antwort kam, fragte ich ihn, was der Mann wohl durch sein Fernrohr erspähe. Er sagte: »Ein anderes Schiff!« und erst einige Wochen später, betreffend den Mann im Mastkorb: »Das sind Sie.«

Man ist geneigt, die hier so deutlichen Zahlen in Stefans Bildersprache mit biographischen Daten in Zusammenhang zu bringen (20). Wenn die sechs roten Streifen sechs (blut-)gesunden Lebensjahren entsprechen, könnte man abschätzen, wieviel Raum dann für die folgenden »weißen« (leukämischen) Jahre verbliebe. Wenn die zehn Wikinger nur neun Schutzschilde haben, was geschieht dann mit dem zehnten Mann? Oder, übersetzt: Was passiert nach neun geschützten im zehnten ungeschützten Jahr? Der weitere Krankheitsverlauf gibt hierauf in erschütternder Weise Antwort.

Jedoch am Horizont – sozusagen von einer höheren Warte aus – ist etwas Neues in Sicht, etwas so Bedeutungsvolles, daß es dem Zeichner sieben Strichlein wert ist, mit welchen er den Mann im Mastkorb umgibt. Daß er seinen betreuenden Arzt mit dieser Weit- und Voraussicht in Zusammenhang brachte, ist vielleicht ein Hinweis dafür, daß er sich bei unserer besonderen Zwiesprache auch innerlich verstanden fühlte. Das gab mir Mut, auf dieser Ebene weiterzufahren, ohne freilich das hämatologisch-fachliche Prozedere außer acht zu lassen.

Drei wilde Tiere (Abb. 33)

Diese drei wilden Tiere (Abb. 33) »jagen etwas Unbekanntes«, wie Stefan der Schwester auf der Abteilung erklärte. Der Ausdruck »jagen« macht stutzig, wenn man die Haltung der Tiere betrachtet: Sie scheinen sich eher gegen die Richtung zu stemmen, in welcher das Unbekannte zu vermuten ist. Ihre Felle und sogar der Untergrund sträuben sich. Sie fletschen die Zähne, zeigen ihre orangeroten Zungen, und die unbehaglich starren Schwänze und steifen Ohren drücken Alarmstimmung aus.

Der damalige Krankheitsverlauf gab uns genügend Grund zu den schlimmsten Befürchtungen: Wegen eines erneuten Anfalles wurde wieder ein Spitalaufenthalt und eine erneute Behandlung notwendig. Weitere Rückfälle und Komplikationen waren mit Sicherheit zu erwarten. Nur eine Knochenmark-Transplantation stand jetzt noch als – wenn auch geringe – Rettungschance zur Diskussion.

Um auch in dieser Zeichnung körperliches und seelisches Geschehen aus der Sicht des Kindes zu erleben, versuchte ich, mich in die Lage dieser Tiere zu versetzen, sozusagen in ihre Haut zu schlüpfen: Der Boden schwankt und zittert unter den Füßen, der Schrecken vor dem schauerlichen Geschehen geht einem durch und durch. Man möchte schreien vor Angst und

Wut zugleich. Stefans Zeichnung illustrierte diese Gefühle aufs lebhafteste. Da sie mit Worten nicht ausgesprochen wurden, waren sie in ihm vielleicht um so mächtiger.

Wir ermutigten seine Eltern zu einer offenen Sprache mit ihm. Sein Vater orientierte ihn über die Art seiner Krankheit, über die ernste Prognose, die Wichtigkeit der Medikamente und so weiter. So konnten wir auch die Chancen und Gefahren der geplanten Knochenmark-Transplantation sehr offen mit ihm besprechen. Mit einer bewundernswerten Courage trat Stefan zur Vorbereitung auf diesen großen Eingriff in eine sterile Einheit ein. Was er während dieser Phase empfunden hat, mag die folgende Zeichnung (Abb. 34) veranschaulichen.

Die Piraten und ihr Schiff (Abb. 34)

Dieses Bild (Abb. 34) schenkte Stefan der Oberschwester, welche er – in scherzhafter Beachtung der Rangordnung – Sheriff nannte. Die Piraten, wie das Kind selbst sie nannte, tragen vielerlei Waffen, mit denen sie wild gestikulieren. Manchen fehlt ein Bein, ein Arm oder ein Auge. Besonders hervorgehoben ist der athletische Pirat im Vordergrund, bewaffnet mit Dolch, Säbel (mit Totenkopf-ähnlichem Griff!) sowie einer großen Pistole, deren Schuß – in der Mitte des Bildes – auf das schattenhafte Gebilde rechts gerichtet ist. Nach Aussage des Kindes ist es das Schiff der Piraten.

Bei der Auswertung des Bildes versuchen wir, wieder die Gesamtpersönlichkeit des Kindes zu begreifen, das heißt das Bild als eine unbewußte Darstellung der körperlichen und seelischen Wirklichkeit dieses Kindes zu verstehen.

Äußerlich betrachtet, könnte man unter den zwölf Piraten nicht nur unsere »Sheriff«-Oberschwester sehen, sondern auch unseren (und des Kindes) Kampf gegen die Leukämie. Die Bewaffnung (unsere Therapie?) ist eindrucksvoll. Aber die Sprache des Bildes drückt hier einen Mangel an gerichteter Ordnung aus. Und gegen was kämpfen die Piraten eigentlich? Gegen das eigene Schiff! Susan Bach war bei Betrachtung dieses Bildes erinnert an das desintegrierte pathologische Wachstum von Leukämie-Zellen. Der Pistolenschuß des Sheriffs dominiert in diesem Bilde: An diesem gleichen Tag mußte eine eingreifende Injektion ausgeführt werden. Sie war dem Kind bereits erklärt worden. Das Bild sagt uns, wie sehr dieser »Schuß« die Gefühle des Kindes bewegt haben mag! Die in wenigen Tagen vorgesehene und mit dem Kind auch schon besprochene Ganzkörper-Bestrahlung kündigt sich in ihrer ausbrennenden Wirkung vielleicht durch dieses »ausgebrannte« Schiff an.

Betrachten wir nun die Zeichnung als eine Darstellung des *seelischen* Erlebens des Kindes: Wieder stehen sich zwei sehr gegensätzliche Welten gegenüber. Links die bunte Fülle seines Lebens, die alltägliche Auseinandersetzung mit der Krankheit, aber auch Unruhe, Verworrenheit und Widersprüche. Rechts dagegen die schemen- oder schattenhaften Umrisse eines Bootes – ein Totenschiff? Wie das Bild uns sagt, scheint das Kind zu »wissen«, daß mit einem noch so scharfen Eingriff ein so ausgebranntes Schiff nicht mehr belebt werden kann, sondern vielmehr einem ganz andern Ziel zustrebt. In der griechischen Mythologie war der Besuch des Hades die letzte und zwölfte Tat des Herakles. Und Charons Fähre über den Acheron wurde auf griechischen Vasen mit einem Auge am Bug dargestellt, ähnlich – zu unserer Überraschung – wie auf Stefans Zeichnung! Nur klein ist auf der Zeichnung die graue Schwelle, die beide Reiche voneinander trennt. Aber noch wird gekämpft. Das Reich des Schattens war indes nicht mehr weit entfernt: Etwa zwei Wochen später starb Stefan in der Gegenwart seiner Eltern in großem Frieden und mit innerer Bereitschaft.

Sein letztes Bild (Abb. 35)

Dieser Zeichnung (Abb. 35) geht eine Unterhaltung zwischen Stefan und seiner Mutter voraus: Sie denken gemeinsam an alle Menschen, die für ihn beten. Er zeichnet mit Bleistift auf diesem selbstgewählten grünen Blatt: oben den lieben Gott mit Heiligenschein, umgeben von Wolken, Sternen und Sichel des abnehmenden Mondes, darunter die Namen seiner Liebsten, die für ihn beten, Papi, Mami (auf spanisch, der Sprache seiner Mutter) und seine Brüder. Der eingeschlossene Raum unten stellt eine sterile Einheit dar. Über seinem Kopf schwebt vermutlich der Inhalt seines Gebetes, »gesund«, dazu ein aufrechtes Figürchen mit starken erhobenen Armen und daneben eine Hand, die vier Spritzen wegzuschieben scheint. Rechts unten sitzt die Mutter. Sie betet auch. Zuletzt malte er die sieben Strahlen zwischen dem Himmel und der sterilen Einheit.

Dieses ist das letzte Bild, welches Stefan überhaupt gemalt hat. Wie verschieden ist es von allen früheren! Nichts deutet mehr auf Kampf. Es ist Frieden geschlossen mit der »anderen Seite«. Diese erweist sich hier als Himmelreich, friedlich und fast heiter. Das Gebet des Kindes, »gesund«, verstehe ich im Zusammenhang dieses Bildes im Sinne von erlöst, gerettet oder heil (salvatus). Der kleine (Seelen-)Mann weist ja auch in Richtung Himmel (21, S. 100, und Abb. 3). Die weggeschobenen Spritzen mögen andeuten: »Nun sind genug Spritzen gegeben worden, sie sind nicht mehr nötig.« Im Gegensatz zu den früheren Bildern ist die Kluft zwischen beiden Seiten durch die sieben Strahlen überbrückt, wenn sie auch die sterile Einheit nicht ganz erreichen. Hat diese Sieben eine Bedeutung für das Leben dieses Kindes? Oder: Was für sieben Einheiten trennen Stefan vom Himmel beziehungsweise führen dorthin?

Hierzu der objektive Krankheitsverlauf: Nachdem das kooperative Kind die großen Eingriffe zunächst erfolgreich überstanden hatte, traten dann einige gefürchtete Nebenwirkungen auf. Ein unklares Fieber bereitete uns immer größere Sorgen. Es ließ sich durch unsere Mittel nicht beeinflussen. In der Nacht vom 11. zum 12. Juli 1974, sieben Tage nach seiner letzten Zeichnung, starb Stefan an einem schweren Lungeninfekt. Seine Eltern waren anwesend.

Dieses Bild wird von seinen Eltern heute wie ein Vermächtnis aufbewahrt. Wochen nach seinem Tod haben wir es wieder gemeinsam betrachtet. Dabei gestand mir die Mutter unter Tränen: »Stefan hat uns viel mehr gegeben, als wir ihm geben konnten.« Auch ich war tief beeindruckt von der inneren Haltung und Stärke dieses sterbenden Kindes, womit er auch mir eine Orientierung und einen Halt gab, um seine Familie zu trösten und später auch anderen Kindern und Familien helfen zu können. Wieviel Stärke aus einer tiefen religiösen Überzeugung geschöpft werden kann, zeigt nicht nur Stefans letzte

Zeichnung, sondern auch eine Äußerung, die er bei seinem Eintritt in die sterile Einheit seinen Eltern gegenüber gemacht hat: »Jesus hat mir soviel Kraft gegeben, daß ich alles überstehen werde, was jetzt kommt.«

Danach – zurück zu den Lebenden

Nach dem Tod des Kindes machte ich in der Familie einige Besuche. An langen Abenden waren wir konfrontiert mit vielen Erinnerungen der Eltern und den Zeichnungen des Kindes, die in großer Zahl aus lauter Winkeln auftauchten. Es entstand für uns so etwas wie ein Lebensbild, das so kurze Leben des Kindes wurde zu einer sinnvollen, in sich geschlossenen Einheit und erhielt eine Abrundung. Bei all ihrer Trauer äußerten die Eltern ein Gefühl des Glücks.

Andererseits galt es, die Erinnerung an das tote Kind nicht allzusehr zu vergolden, es gar zu idolisieren, was die Brüder von Stefan von neuem zu einem Randdasein verurteilt hätte. Ihr Verhalten alarmierte mich bereits: Der kleinere von ihnen, Ivan, hatte nach Stefans Tod von einem Tag auf den andern mit Bettnässen aufgehört, begann aber jeweils prompt von neuem, wenn ich der Familie einen Besuch abstattete! Nick dagegen wurde auffallend still und brachte vor allem über seinen toten Bruder kein Wort über die Lippen. Erst als ich mich ihm zuwandte und ihm sagte, wie sehr ich mich über eine Zeichnung von ihm freuen würde, malte er ein Bild (Abb. 36).

Familienausflug in den Schwarzwald (Abb. 36)

Auf ein schwarzes Blatt zeichnete er, unvollständig, die Erinnerung an einen gemeinsamen Ausflug in den Schwarzwald. Gefragt nach dem weißen Angler, sagte er: »Das ist jemand.« Erst auf weiteres Drängen erwiderte er, ganz vorsichtig: »Das ist der Stefan.« Von nun an konnte er den Namen seines Bruders wieder aussprechen.

Ivan drückte seine Beziehung zum verlorenen Bruder einige Wochen nach dessen Tod folgendermaßen aus: »Es ist wunderbar, daß Stefan im Himmel beim lieben Gott ist. Aber jetzt soll er doch wiederkommen.« Wie lebendig für ihn die Gegenwart seines Bruders geblieben ist, zeigt seine Zeichnung (Abb. 37).

Gruß aus dem Himmel (Abb. 37)

»Oben im Himmel ist der Stefan neben dem lieben Gott«, sagte mir Ivan. Fröhlich lächelnd winkt Stefan von oben herab. Ivan selbst winkt von unten zurück, sein Blick ist nach oben gerichtet. Ganz links am Rande, wie um die Ecke schauend, sieht man die Köpfe seiner Eltern und seines Bruders C. Das Bild hat formale Ähnlichkeit mit Stefans letztem Bild und ist inhaltlich eine Art Fortsetzung desselben. Ivans Interesse, ja Faszination für seinen Bruder im Himmel (oder war es Neid?) wurde später so übermächtig, daß er selbst sterben wollte, um bei Stefan im Himmel zu sein – zum großen Schrecken der Eltern, die mir ihr Kind dann zur Psychotherapie anvertrauten.

Stefan hinterließ uns eine reiche Sammlung von über 300 Spontanzeichnungen. Die hier gezeigten Bilder stellen also nur einen kleinen – aber wesentlichen – Ausschnitt dar. Das Motiv des Bootes kehrte aber während der letzten Monate seines Lebens dreimal wieder, in Phasen von ganz unterschiedlichem körperlichen und seelischen Befinden.

Das erste Bild zeugt von einem vehementen Kampf. Zwei gleich große Schiffe stehen sich gegenüber. Dies mag dem objektiven Krankheitsverlauf entsprechen: Ein bedrohlicher Schub der Leukämieerkrankung wird gerade mit chemischen Mitteln in Schach gehalten. Der Knabe schien mit seiner Entschlossenheit auch das Seine hierfür beizutragen. Bei näherer Betrachtung sind wir jedoch schmerzlich berührt, wie hier lebendige Substanz (die Besatzung des rechten Bootes) überwältigt, ja vernichtet wird. Ist dies der Preis für die intensive medizinische Behandlung, welche dem Knaben einerseits einige weitere Monate des Überlebens bescherte, andererseits aber auch als vernichtender Angriff empfunden werden könnte?

Krankheitsrückfälle und Komplikationen trafen das Kind bald von neuem. In Gesprächen, welche es mit seinen Eltern und uns in großer Offenheit führte, beeindruckte uns seine Reife und seine Bereitschaft, »seinen Weg zu gehen«, wie das Kind es ausdrückte.

Im zweiten Bild steht – trotz neuer schwer erlebter Komplikationen – viel weniger die äußere, aktuelle Konfrontation im Vordergrund als vielmehr die Frage nach dem weiteren Kurs seines Lebensweges, ja vielleicht nach einem Blick über den Lebenshorizont hinaus (siehe Mann im Mastkorb). Das Bild scheint mir darüber hinaus ein Ausdruck der bisherigen wie der zukünftigen Entwicklung zu sein. Während bestimmte Details einen bedrohlichen weiteren Krankheitsverlauf vermuten lassen, ist der allgemeine Charakter des Bildes kühn, geradezu vorwärtsstrebend. Im dritten Bild wird offenkundig, welcher Horizont angesteuert wird. Der bewaffnete (medikamentöse?) Kampf hat seine rettende Bedeutung verloren. Die Verwendung der Waffen wirkt in diesem Bild verzweifelt, ja sogar absurd. Die fast überreiche Verwendung der Farben in den Gestalten der Piraten scheint die Lebensfreude widerzuspiegeln, die den Knaben bis in die letzten Monate seines Lebens begleitete und die hier kurz vor seinem Tode noch einmal sichtbar wird. Dieser Eindruck wurde auch durch Äußerungen des Kindes gegenüber seinen Eltern bestätigt.

Alle, die diesem Knaben zu Hause oder in der Klinik nahestanden, fühlten sich durch die Haltung, wie sie in den Bildern und Worten des Kindes ihren Ausdruck fanden, getragen. Bis zu seinem Ende strahlte er für uns eine Zuversicht und ein Gottvertrauen aus, das unserer weiteren Arbeit mit anderen kranken Kindern neuen Inhalt und Sinn gab. Die lebenstiftende Kraft, welche dieses Kind auf seinem letzten Weg vermittelte, hatte für manche von uns wesentliche Bedeutung für unsern eigenen Lebensweg.

Diskussion

Das Aufrollen dieser illustrierten Krankheitsgeschichten kann nur als Anregung verstanden werden. Die Persönlichkeit jeden Kindes ist individuell geprägt. Doch sollte an diesen zwei Beispielen sichtbar gemacht werden, daß eine Brücke über die Sprachlosigkeit geschlagen werden kann. Ich halte dieses Bemühen für so dringlich, daß ich hierauf durch die Schaffung des Begriffes »perithanatale« Betreuung aufmerksam machen möchte (thanatos, griechisch = Tod).

Ausgehend von den Bildern der zwei Kinder, versuchte ich, eine solche mögliche »perithanale« Betreuung aufzuzeigen. Dort konnte eine Brücke geschlagen werden vom Kind zum Arzt (36) und zum Pflegepersonal, vom Kind zu seiner Familie, eine Brücke auch zwischen den körperlichen und seelischen Aspekten seiner Krankheit, zwischen der aktiven diesseitigen Auseinandersetzung mit der Krankheitswirklichkeit hin zu Ahnungen von einem Jenseits und schließlich eine Überbrückung oder Überleitung der Aufmerksamkeit vom Sterbenden, Gestorbenen – hin zu den Zurückgebliebenen, Weiterlebenden (23).

Literatur

1. Siewerth, G.: Metaphysik der Kindheit. Johannes Verlag, Einsiedeln 1957
2. Condrau, G.: Medizinische Psychologie. 2. Aufl. Kindler TB »Geist und Psyche«, München 1975
3. Condrau, G.: Entwicklung und Reifung. In: »Christlicher Glaube in moderner Gesellschaft« Bd. 6, 29–71, Herder, Freiburg i. Br., Basel, Wien 1981
4. Condrau, G.: Lebensphasen – Lebenskrisen – Lebenshilfen. In: »Christlicher Glaube in moderner Gesellschaft«, Bd. 6, 74–107, Herder, Freiburg i. Br., Basel, Wien 1981
5. Reck, H.: Zur Phänomenologie des Kindes. Vortrag in der Schweizerischen Gesellschaft für Daseinsanalyse, 6. 2. 1986 in Zürich
6. Jung, C.G.: Synchronizität als Prinzip akausaler Zusammenhänge, in: Naturerklärung und Psyche, *Studien aus dem C.G. Jung-Institut*, Rascher, Zürich 1952
7. Jung, C.G.: Gesammelte Werke. Walter, Olten 1976
8. Koob, O.: Erkennen und Heilen. Verlag Freies Geistesleben, Stuttgart 1984
9. Kiepenheuer, K.: Kinder verändern Eltern, in: Kinder haben, H.J. Schultz (Hrsg.). Kreuz, Stuttgart 1987
10. Kiepenheuer, K.: Geh über die Brücke, Die Suche nach dem eigenen Weg am Beispiel der Pubertät. Kreuz, Zürich 1988
11. Kükelhaus, H.: Fassen, Fühlen, Bilden. Gaia, Köln 1975
12. Kükelhaus, H.: Hören und Sehen in Tätigkeit. Klett und Balmer, Stuttgart/Zug 1978
13. Kiepenheuer, K.: Das Hexenhäuschen – ist Kindheit nur noch therapeutisch herstellbar? In: Schritte ins Offene, Nr. 2, 15. Jg. Hrsg. Clara Bächli Villiger, Baden 1985
14. Capra, F.: Wendezeit. Scherz, Bern, München, Wien 1983
15. Illich, I.: Die Enteignung der Gesundheit. Rowohlt, Reinbek bei Hamburg 1975
16. Siegel, B.S.: Love, Medicine & Miracles. Harper & Row, New York 1986
17. Schipperges, H.: Die Medizin in der Welt von morgen. Düsseldorf 1976
18. Steiner, R.: Anthroposophische Menschenerkenntnis und Medizin (Vorträge 1923/1924). Rudolf-Steiner-Verlag, Dornach 1971
    Weiterführende Literatur zu Rudolf Steiner sowie Sekundär-Literatur s. bei Lit. 19.
19. Koob, O.: Gesundheit, Krankheit, Heilung. Verlag Freies Geistesleben, Stuttgart 1981

20. Bach, S.: Spontanes Malen schwerkranker Patienten. *Acta psychosomatica*, Nr. 8, Geigy, Basel 1966
21. Bach, S.: Spontaneous Pictures of Leucaemic Children as an Expression of the Total Personality, Mind and Body, *Acta Paedopsychiatrica*, 41, 1974/75, S. 86–104
22. Kiepenheuer, K.: Die innere Welt des sterbenden Kindes, *Familiendynamik*, Jg. 3, Heft 4. Klett, Stuttgart 1978
23. Kiepenheuer, K.: Tod und Wandlung, in: Die Begleitung Sterbender, Spiegel, Petzold (Hrsg.). Junfermann, Paderborn 1984
24. Bürgin, D.: Das Kind, die lebensbedrohliche Krankheit und der Tod. Huber, Bern 1978
25. Cramer, B.: Die medizinische Psychologie in der Pädiatrie, Psychologische Erkenntnisse für den Kinderarzt. *Folia Psychopractica*, Hoffmann-LaRoche, Basel 13/1980
26. Steinhausen, H.-Chr. (Hrsg.): Psychosomatische Störungen und Krankheiten bei Kindern und Jugendlichen. Kohlhammer, Stuttgart, Berlin, Köln, Mainz 1981
27. Zimprich, H.: Kinderpsychosomatik. Thieme, Stuttgart/New York 1984
28. Biermann, G. (Hrsg.): Handbuch der Kinderpsychotherapie. Reinhardt, München/Basel 1969
29. Dührssen, A.: Psychogene Erkrankungen bei Kindern und Jugendlichen. Vandenhoeck & Ruprecht, Göttingen 1988
30. Fanconi, G. und Wallgren, A.: Lehrbuch der Pädiatrie. Schwabe & Co, Basel/Stuttgart 1967
31. Fierz, H.-K.: Die Psychologie C.G. Jungs und die Psychiatrie. Daimon, Zürich 1982
32. Kalff, D.: Sandspiel. Rentsch, Erlenbach/Zürich 1979[2.]
33. Bach, S.: Guidelines for Reading and Evaluating Spontaneous Pictures, in: *Psychosomatische Medizin*, Heft 1/2, Band IX, 1980
34. Groddeck, G.: Krankheit als Symbol. Limes 1966
35. Condrau, G./Gassmann, M.: Das verletzte Herz, Psyche & Soma (Hrsg. Condrau). Kreuz, Zürich 1989
36. Hitzig, W.H., Kiepenheuer, K.: Das Kind und der Tod, Gedanken zur Beziehung zwischen Pädiater und todkrankem Kind, *Hexagon Roche*, 4, Heft 7, 1–10, 1976
37. Goebel, W., Glöckler, M.: Kindersprechstunde. Urachhaus, Stuttgart 1984
38. Bruch, H.: The Golden Cage. Open Books, London 1978
39. R.M. Rilke, Ach wehe, meine Mutter reißt mich ein ..., aus: Werke in 3 Bänden, Bd. 2, © Insel Verlag, Frankfurt am Main 1966

Gion Condrau/Marlis Gassmann

Das verletzte Herz

Buchreihe »Psyche & Soma«

200 Seiten, 8 Farbtafeln, kartoniert · ISBN 3-268-00071-1

Der herzkranke Mensch leidet nicht nur an einer »Organstörung«, er ist in seiner ganzen Existenz bedroht. Das Herz ist nicht lediglich eine mechanische Pumpe, die den Blutkreislauf in Gang hält, sondern das Zentrum des Lebens schlechthin. Das belegen die Autoren auf eindrucksvolle Weise, indem sie die Herz-Kreislauf-Krankheiten aus »psychosomatischer« Sicht betrachten.

Wie sehr das Herz seit eh und je mit den menschlichen Gefühlen in Zusammenhang gebracht wurde, darauf verweisen Symbole, Metaphern und unzählige Ausdrücke unserer Alltagssprache. Herz und Liebe, Herz und Beziehung werden dabei besonders einander zugeordnet.

Welche mitmenschlichen Beziehungsstrukturen zu Herz-Kreislauf-Erkrankungen disponieren, welche Risikofaktoren und Persönlichkeitsmerkmale eine Rolle spielen, welche medizinischen und psychologischen Daten für Diagnose und Therapie wichtig sind, erläutern die Autoren anhand ausführlicher Beispiele. Im Zentrum stehen dabei der Herzinfarkt, der Bluthochdruck und die Herzneurose.

Kaspar Kiepenheuer

Geh über die Brücke

Die Suche nach dem eigenen Weg am Beispiel der Pubertät

130 Seiten, 15 vierfarbige und 12 einfarbige Abbildungen, kartoniert
ISBN 3-268-00051-7

Beispielhaft für alle großen Entwicklungskrisen im menschlichen Leben, zeigt der Autor anhand zweier Therapien den tiefgreifenden Wandlungsprozeß, der in der Pubertät stattfinden muß, damit Ablösung von der Kindheit und von den Eltern und der Beginn eines selbstbestimmten Lebens gelingt.

Alois Hicklin

Das menschliche Gesicht der Angst

Buchreihe »Psyche & Soma«

160 Seiten, kartoniert · ISBN 3-268-00073-8

Nichts ist quälender als Angst. Und wenn es doch noch etwas Quälenderes geben sollte, dann sind es Schuldgefühle. Beide stellen an das Bewältigungsvermögen des Menschen Anforderungen, mit denen er sich ein Leben lang auseinanderzusetzen hat. In besonderem Maße gilt dies für jene, bei denen diese Gefühle zu Krankheiten geführt haben oder deren Folge sind. Für Menschen, die unter starken Ängsten leiden, ist es besonders wichtig, die Bedeutung ihrer Angst verstehen zu lernen. Was heißt es, Platzangst, Höhenangst, Flugangst, Examensangst, Angst vor bestimmten Tieren, Angst vor Ansteckung und Krankheit zu haben? Eine Krankheit zu haben, die, wie z.B. das Asthma, wesensmäßig mit Angstzuständen gekoppelt ist? Oder unter einer diffusen, an nichts festzumachenden Angst zu leiden, die anfallartig hereinbricht? Auf Sinn und Bedeutung dieser Ängste geht das vorliegende Buch ein. Und es zeigt, wo die Möglichkeiten zur Angstbewältigung liegen.

Ursula Baumgardt

Kinderzeichnungen – Spiegel der Seele

Kinder zeichnen Konflikte ihrer Familie

124 Seiten, 15 Farbtafeln, 14 Zeichnungen, kartoniert · ISBN 3-268-00028-6

Oft können Kinder das, was sie bedrückt, nicht anders als in Zeichnungen äußern. Welche Chancen für das Kind und seine Familie darin liegen, die Signale in diesen Zeichnungen zu erkennen, schildert die Autorin spannend und mit großer Sachkenntnis. In verständlicher und einfühlsamer Sprache macht sie deutlich, wie bis dahin verborgene familiäre Konflikte erkannt und abgebaut werden können und wie befreiend Kinder diese Entwicklung erleben.